쉬어도 피곤한
사람들

休息力

이시형

〔韩〕 李时炯 著

金学民 译

C|S 湖南人民出版社 · 长沙

쉬어도 피곤한 사람들

Copyright ⓒ 2018 by 이시형

All rights reserved. Translation rights arranged by VITABOOKS, an imprint of HealthChosun Co., Ltd through May Agency and CA-LINK International LLC.

Simplified Chinese Translation Copyright ⓒ 2023 by Beijing Xinchang Cultural Media company.

图书在版编目（CIP）数据

休息力 /（韩）李时炯著；金学民译. —长沙：湖南人民出版社，2023.6
ISBN 978−7−5561−3204−1

Ⅰ. ①休… Ⅱ. ①李… ②金… Ⅲ. ①脑—保健 Ⅳ. ①R161.1

中国国家版本馆CIP数据核字（2023）第046400号

休息力

XIUXILI

著　　者：〔韩〕李时炯

译　　者：金学民

出版统筹：陈　实

监　　制：傅钦伟

责任编辑：田　野　张倩倩

责任校对：陈卫平

装帧设计：凌　瑛

出版发行：湖南人民出版社〔http://www.hnppp.com〕

地　　址：长沙市营盘东路3号　　邮　　编：410005　　电　　话：0731-82683357

印　　刷：长沙艺铖印刷包装有限公司

版　　次：2023年6月第1版　　　　　　印　　次：2023年6月第1次印刷

开　　本：787 mm × 1092 mm　1/32　　印　　张：7.5

字　　数：110千字

书　　号：ISBN 978−7−5561−3204−1

定　　价：49.80元

营销电话：0731-82221529（如发现印装质量问题请与出版社调换）

推荐序一

由脑科学先驱所开的"脑休息处方"

身为精神科医生，李时炯教授特别关注脑科学领域，并且对脑科学拥有相当敏锐的判断力及十足的热忱。他在江北三星医院任职时，不仅策划了一系列的脑科学讲座，还曾邀请我到韩国各地开展演讲。

脑科学是在最近才成为精神科医学生的必修科目的。然而早在20世纪六七十年代，当精神分析学还是精神科的主流时，李时炯教授就已经开始了对脑科学的研究。他的书很多都以脑科学知识为基础，再结合临床医学所写就。他所创立的血清素健康夏令营和血清素文化院也都是基于脑科学研究运营的。

李时炯教授很擅长用通俗易懂的语言进行写作，让普通人也能轻松理解艰深的知识。这本书不仅将脑科学方面的前沿理论整理得一目了然，也详细说明了脑疲劳对健康造成的影响。此外，李时炯教授有着丰富的临床经验，他通过本书告诉读者——要怎样预防脑疲劳，获得真正的休息，保持健康。读过本书后，无论是谁都能轻松掌握消除脑疲劳的方法。

非常高兴我能作为审校者参与这本有意义的书。在这个过程中，我本人亦学习了不少知识，可说是获益良多。

即使到了85岁，李时炯教授仍旧笔耕不辍、不断探索新的领域，他是我学习的对象。通过此文，向如此努力不懈的李时炯教授表示敬意。

韩国嘉泉大学脑科学研究院院长

徐柳勋

推荐序二

大脑保健是21世纪最重大的医学难题

我们常常纳闷："自己如此注重养生保健，为什么还是失眠疲惫？""自己事业成功家庭美满，为什么却不快乐？"随着医学的进步，我们已经知道，与压力相关的抑郁、焦虑、记忆、情绪等心理问题，都是提示大脑健康出了问题的警报。而当人类在未来20年可以利用再生医学和精准医学达到长寿的目标时，医学就只剩下大脑保健的难题！

身为第一线的精神科医生，我常常发现病人"睡不好""睡不够""浅眠多梦早醒"，甚至"越睡越累""白天疲倦，假日补眠"……根据台湾睡眠医学学会统计，台湾每5人就有1人有慢性睡眠障碍。随着老龄化问题的加剧，失眠人口的比例也越来越高。然而，台湾受限于医疗保险制度，间接导致了镇静安眠药滥用的问题：使用镇静安眠药的人口超过418万人。也就是说，台湾每5人就有1人用药。镇静安眠药虽然可以迅速改善失眠和焦虑，却不能治疗核心问题，长期使用不但会造成药物成瘾，更会提高各类生理疾病和意外事故的风险。因此，睡眠医学会、精神医学会与成瘾学会都曾为此提出警告。

循证医学对于失眠或疲劳的重点放在"找出潜在病因并治疗核心问题"上，而其中最常见的就是以抑郁症及焦虑症为主的身心疾病。一项国际知名报告指出，台湾常见身心疾病的发病率在20年内增加到原来的两倍，其间自杀率、失业率、离婚率皆平行升高。这些研究和经验，应该带给人们更全面、整体的思考：为了追求社会进步和经济成长而牺牲精神健康，这是一个严重问题。

在这本书中所强调的方法，包括"睡眠质量的提高""消除疲劳的营养学""获得内心平静和满足的正念冥想法"以及"日常生活的脑疲劳消除法"，都是我平日建议病患常用的方法。不论在诊室、讲课或国际会议中，我都会不断强调：除了药物，自然疗法是不可忽略的方式。从"区分工作与休闲""快节奏察觉与调整""补充大脑的营养"到"精神锻炼促进心灵满足"，书中的宝贵建议都大大弥补了哈佛大学所推荐的基本健康习惯（不抽烟、不酗酒、不超重、健康饮食、运动）之不足！因为生命的目的，不仅仅是"不生病"，更要拥有身心健康和快乐。

"得天下英才而教育之，一乐也。"在大学医院工作不仅能行医救人，还能和聪明绝顶又努力的学生、医生及教授一同学习。但也因此，我经常看到社会上最顶尖的人士，反而更容易陷入严重的身心问题。预防重于治疗，我常常勉励医学本科生和研究生，要及早养成良好的健康习惯，这样一来，他们不仅可以照顾自己，还可以对家人及病患进行更全面的照顾。

台中中国医药大学身心界面研究中心主任

台湾营养精神医学研究学会理事长

精神医学教授

苏冠宾

推荐序三

有效休息，从终结脑疲劳开始

本书将大脑的休息秘诀总结为8个休息开关，即睡眠、饮食与营养、运动、呼吸与冥想、正向重置、额叶调节能力、疲劳控制能力、自主神经训练。本书有助于人们重新认识疲劳，并了解到认知调节、情绪控制对减压的作用。

我与本书作者都曾在耶鲁大学脑科学实验室学习交流，且都躬耕于临床一线。一个个康复的案例向我们证明，正是书中提到的这些微小却精准的举动，实打实地让疲惫不堪的大脑得以恢复蓬勃生机。我非常高兴能审校本书中文版并为其作序，我也衷心期待本书能帮助深受大脑疲劳之苦的人们得到真正有效的休息！

斯坦福大学心理学博士

中华医学会第七届委员会委员

汪　瞻

目　录

第5章　打造不会疲劳的身体与大脑

后记

前　言

为什么明明休息了，
却依旧感到疲惫

在写这本书的时候，我突然想起童年某个炎热的夏日。

那天，就为了传一句话，父亲要我走七八公里的山路，到山的另一头跑腿。当天的太阳很毒，回到家的我全身已经被汗水浸透，腿也疼得不行。我想去找朋友们玩，但到处都看不到他们的身影。那时的我忍受着双腿的疼痛，突然感到很孤独。

每当回想起小时候的事，我的心中都会产生对过去的怀念，还有对科学文明的感激。现在只要按下手机按键，所有的话都能轻松传达，还能随时免费与朋友们聊天。科技为我们节省下来这么多的时间，如果我们专心致志去做有意义的事，那我们的人生会多么高产又充实啊！

但仔细去观察现实，却发现似乎并非如此。

能够取代人力的技术和发明不断登场，但不知为何，我们每天要做的事却不断在增加，时间也变得完全不够用。更严重的是，每天活在被机器包围的紧张感中，我们的头脑变得一天比一天疲劳。仿佛不是我们在操作机器，而是机器在奴役我们，特别是智能手机。

现在，不管男女老少，绝大多数人都整天手机不离手，只要手机短时间消失，我们就会像宇宙停止运作一样惊慌不安。如果未及时获得最新的信息，我们就会感觉自己被整个世界远远地甩在了后面。在脑科学中，我们为这种状态冠上了"惯性""上瘾"等可怕的称谓，这就是现代人令人悲哀的现状。

那么，为什么这本书要强调休息呢？

近几年，越来越多的人都出现了一个问题：即使睡觉了，也仍然处于疲劳中；很多人都说自己睡眠很浅，醒着的时候也因脑中的各种杂念、担忧与焦虑而饱受折磨；还有人抱怨自己明明什么都没做，却总是很疲倦。脑科学家们认为，之所以出现这些症状，不是因为身体疲劳，而是因为脑疲劳。只要脑疲劳没有得到缓解，我们就无法真正获得休息。

我从事脑疲劳研究有以下两个原因。

1.随着第四次工业革命的来临，尽管很多人对这个概念不熟悉，但每个人都置身其中。过去韩国人通过开放式学习、灵活的头脑与勤勉的劳动，使韩国站到了新兴工业国家的前列。如果说以前"模仿"是我们必备的生存能力，那么"创造力"就是我们在第四次工业革命中存活的核心动力。而疲劳的头脑是无法充分发挥创意的。

2.脑疲劳所引起的各种疾病正在威胁着人们的健康。这是我过去11年来运营仙村（注：韩国第一家健康疗愈中心）所观察到的悲哀现实：很多来仙村的患者都有脑疲劳问题。脑疲劳的症状并不明显，所以只有很少人知道自己的大脑正处于疲劳状态。并且，大部分人都以为只要身体休息了就能消除所有疲劳。实际上，那可能只是掩盖住疲劳、让疲劳渐渐加重罢了。想要消除脑疲劳，需要与消除身体疲劳全然不同的、科学的休息法。

本书将为各位介绍我在耶鲁大学期间对脑科学的研究，以及运营仙村的这11年来，我与同事们基于长期实践共同研究出来的"最棒的脑休息法"。

简单来说，想要消除脑疲劳，必须从各种层面、以科学的方法解决问题。光是在睡眠方面，比起毫无规划地单纯增加睡眠时间，更重要的是关注能分泌生长激素的"最初90分钟的睡眠"。我们宁可减少睡眠时间，也要提高睡眠质量，这对消除脑疲劳更有帮助。

在营养学方面也一样。与那些宣称能消除疲劳的药品或营养品相比，我们平时吃的鸡胸肉所含的成分能更有效地消除脑疲劳。此外，我还将为各位介绍最新的冥想法，帮助你们的身体从兴奋模式转到休息模式，因为你们的身体常常因为遭受压力而陷入兴奋模式。本书也将介绍其他能在日常生活中应用的脑疲劳消除法，以及我在仙村实践得来的自然疗愈法。

2013年，我出版了《脑力革命》一书，在书中介绍了与大脑相关的最新学说。但脑科学的发展是日新月异的，"最新"这个词早已黯然失色。此外，全世界对脑疲劳的关注度也在日益提高，很多发达国家已将脑疲劳上升为国家课题，各国政府持续公布着各种研究结果，并对此提出了对策。

韩国明明是一个疲劳社会，在脑疲劳研究方面却没跟上这些国家的脚步，政府也似乎没有余力去关注脑疲劳问题。幸好最近各个大学和民间团体都在活跃地开展探索。希望本书能对相关研究稍有助益，也希望对脑疲劳仍旧陌生的读者能通过本书认识脑疲劳，并预防、克服脑疲劳。

为了使本书得以出版，仙村的工作人员付出了很大努力。另外，我要感谢一直以来都陪伴着我的脑疲劳研究会的同事们，他们在炎热的夏天汗流浃背地帮我整理资料。我还要对不吝支援仙村的大熊制药的尹在胜会长表示深深的感谢。

最后，我还有一位想感谢的人，那就是审校了本拙作的韩国脑科学界权威徐柳勋教授。多亏有教授补充、修改不足之处，本书的内容质量才得以提升。

李时炯

2018 年 3 月写于仙村

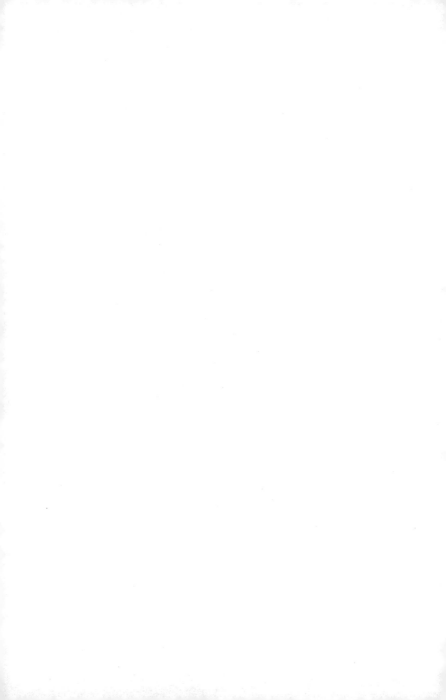

第1章 🔋 100%

―――― 各位的
休息方法错了

11年来，我在仙村遇到过许多深受疲劳困扰的患者。经过诊疗，我得到了一个结论：疲劳的不是他们的身体，而是他们的大脑。

脑疲劳

如果你在早上上班时间去地铁里看看，会发现大家都死气沉沉的。明明才起床没多久，却有一半的乘客在睡觉或打瞌睡。看着那些无力的肩膀，你会觉得好像所有人都背着一个看不到的笨重行李。这让我不禁疑惑，大家拖着那么疲惫的身体，这一天怎么去完成有创造性、有生产力的工作呢？或者说，他们能安然度过今天吗？

可能会有人说："这似乎与我无关。"但这不仅仅与个人生活有关，还因为我们正活在一个普遍疲劳的社会中，这也是不能忽视的重要课题。

过去半个世纪，韩国人几乎没日没夜、拼了命地向前奔跑。在经济合作与发展组织成员国中，韩国人的劳动时间一直位居前列，这样的生活持续了半个世纪。

高速成长不可避免地伴随着黑暗面。为了适应时刻都在变化的社会，我们晕头转向地过着每一天。所有人都努力地向前冲着，他们害怕被时代和社会抛弃。

因为工作时间不够，加班就跟吃饭一样稀松平常。再加上"交感神经占上风"（会使心脏强烈地、快速地收缩，并使血管收缩，瞳孔扩大等）的生活不断在持续，压力就如同洪水般扑向了我们。

连身体都被摧残成这样，更不要说大脑了。

为了跟上快速变化的社会环境，我们的大脑片刻都不能休息，一直饱受疲劳之苦。特别是为了消化电子设备从早到晚带来的信息，大脑在很久以前就完全陷入了昏昏沉沉的状态。

▌脑中的紧急警报正在响

有几个因素特别容易导致脑疲劳。

第一是"职业压力"。

脑疲劳的程度会因为职业不同有所差异，压力大、加班多、内耗严重、稳定性差的职业更容易导致脑疲劳。在调查来访仙村的人们后，我们发现教师、IT产业从业者、金融业从业者、护士等群体的压力特别大。根据目前正在250所中学实施的调研结果，教师们的脑疲劳相当严重。除了教学，教师们还要面对与家长相处、写各种报告的压力。尤其是中学教师，他们每天都像在打仗一样，因此脑疲劳极为严重。

第二是"快速变化的社会"。

面对一个低生育率、人口超高龄化、核心家庭的单人化等问题逐渐加重的社会，我们还没有做好准备。我们必须关注无法适应这些变化所导致的脑疲劳。最近，新闻中常常出现"孤独死"这个词。韩国目前单人家庭逼近520万户，独自死去的现象已不再罕见。社会正在转变为一个背离人类群居本能的孤独社会。

第三是"年龄带来的危机感"。

人们感觉到的疲劳程度会随着年龄增长。有研究报告显示，脑疲劳在一个人迈入中年后会变得更严重。卡尔·荣格将40岁左右称为"人生的正中午",但实际上我们会在40岁左右回顾前半段人生,并慎重地计划后半段人生。这时,我们很可能会面对理想与现实之间的矛盾及混乱。因此,发展心理学将这个时期遇到的各种危机统称为"中年危机"。在这个时期,除了各种压力引起的精神上的危机感,我们还会碰上类似更年期这样的生理变化,脑疲劳指数也会因此而明显上升。

第四是"国际化压力"。

这个问题虽然不明显,却对我们的生活产生了潜移默化的影响。国际化是全球趋势,它伴随着无数的压力。英文自卑情结就是一个例子。现在仿佛只要不会英文就会被视为无能。不仅是学校成绩,英文分数在就业和评估工作能力时也都占相当大的比例。在这样的现实环境中,脑疲劳也会加重。此外,新闻每天都在报道环境变化、安保、外交、贸易等随着国际化而引发的全球问题,这些都是使我们感到脑疲劳的间接原因。

与过去任何时候相比,现在光速变化的环境对我们来说都是种负担。而大脑越是敏感、脆弱的人,越无法在这样的社会环境中维持健康的状态。就好像出现安全问题时的警报，我们的大脑中也有一个警报正在大肆作响。

▎现代人容易脑疲劳的原因

只要跟着平凡的上班族度过一天，我们就能知道自己的大脑受到了多少折磨。

一大清早，我们就被尖锐的闹铃声叫醒。接着，一想到"上班要迟到了"，我们就开始变得很焦急。勉强爬起来后，还没来得及放松僵硬一整晚的身体，我们就急急忙忙洗脸，狼吞虎咽地吃下早餐，然后匆匆忙忙出门。每天早上，我们几乎都在重复这种无意识的奔波忙碌，从未享受过一次悠闲的早餐时光。

然而，我们只有上班前忙碌吗？不是的，到了公司会更忙碌，因为职场就是战场。为了这一天能在"赶进度"的战场中存活下来，我们必须拼命向前冲。不管时代如何改变，要求"赶进度"的现象只会越来越严重，可以说是一种职场人的不治之症。

我刻意强调这是一种"不治之症"是有理由的。在医学上，健康指的是"优质的血液充分循环至每个细胞的状态"，生病则是"血液质量及血液循环变差的状态"。当交感神经的兴奋状态持续太久，心脏、胃、内脏就会出现问题，进而导致血液质量和血液循环因为血管收缩而变差。

让我们来看看下图中人生气时的身体状态。

我们越是奔波忙碌、越是被时间追着跑，身体就会承受越多压力，脑的下丘脑就越能感知到压力。如果沿着压力路径（黑线）走，就会发现压力与副交感神经路径（蓝色实线）、交感神经路径（蓝色虚线）相连。虽然这两个神经系统平时会维持绝佳的平衡，但如果感受到压力，交

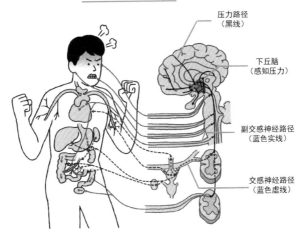

人生气时的身体状态

压力路径
（黑线）

下丘脑
（感知压力）

副交感神经路径
（蓝色实线）

交感神经路径
（蓝色虚线）

感神经就会占优势。要是这种不平衡状态长期持续下去，就可能影响内脏，最后引发疾病。

当然，我们不会因为生气或着急就立刻生病。但如果兴奋状态长期持续，我们就会在不久的将来因为脑疲劳累积而失去健康，严重的话还有可能罹患糖尿病、高血压、癌症等很难康复的疾病。

▍人生气时的身体状态

现代人早已视忙碌为理所当然，他们似乎已经无法再悠闲地过日子。我试着将忙碌诱发疾病的过程整理成了下图。

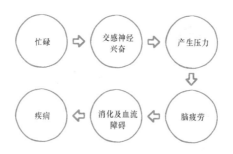

我会在后面进行详细说明。如果要打破这种恶性循环，就必须每天反复告诉自己"从容地慢慢来"。这句箴

言背后的意思是，与"赶时间、赶进度"有关的急躁个性和生活状态必须消失，我们才能变得健康。很多外国学者看到韩国医生们对这种国民病坐视不理，都表示非常惊讶和难以理解。

▎大脑讨厌不上不下的事

各位看过农民在麦田锄草的样子吗？

农民在麦田锄草时，明明是在工作，却看起来很悠闲。他们时常笑着工作，有时候也会在垄沟边坐成一排，发发牢骚、感慨自己有多命苦。如果有时间，他们会吃点东西、给孩子喂奶或睡个午觉。我们甚至搞不清楚他们到底是在工作还是在远足。因为种田不是一种靠集中精力就能马上完成的工作，所以农民们会做到差不多就休息，每天慢悠悠地工作着。

虽然近10年我们很少看到农民亲自下田，但农耕时代的习性似乎被烙在基因里了。很多蜕变成上班族的人，似乎分不清楚工作时间和休息时间，每天像个半吊子一样抓着工作不放。所以，虽然看起来一整天都没有休息、被工作追着跑，但他们的效率却不太高。

相反，西方人很懂得区分工作和娱乐：工作的时候全力以赴，休息的时候则会一边喝咖啡，一边悠闲地聊天。

那么，站在脑科学的角度，谁的方式比较理想呢？

当然是明确区分工作和休息的那一方。

我们的大脑非常讨厌不上不下的状态，它会不知道以哪一种方式为基准进行调整。悠闲工作的方式乍看之下很从容，其实只会让脑变得更疲惫。最新的脑科学研究显示，大脑就算在恍神的时候，也与集中注意力时一样，会消耗大量的能量。至于相关内容，我会在第二章仔细说明。

尽管如此，加班似乎已变成了一种办公室文化。要是生产力跟我们忙碌的程度成正比那该有多好啊！但韩国生产力本部的调查资料显示，2015年韩国人每小时劳动生产力为31.8美元，在35个经济合作与发展组织成员国中排名位居中下，远不及位居第一的卢森堡（82.5美元），与各成员国的平均值（46.7美元）相比也有一定差距。

我们为什么会生活在疲劳社会

我们的大脑一共会释放50多种神经递质。让我们先了解一下神经递质多巴胺。简单来说，多巴胺是一种快乐激素，但它同时也是一种会让人上瘾的危险激素。大脑会在我们心情变好时分泌多巴胺。如果我们认真工作，可能就会被上司称赞，同时业绩可能就会上升，我们也会因此更认真工作。因为高兴，我们会变得干劲十足。因此，多巴胺又被称为干劲激素。

问题是，多巴胺是一种贪婪的激素，它会不断追求更大、更多、更好的事物，人的欲望沟壑就会越来越深。如果欲望没有得到满足，我们马上就会不满、抱怨，大脑当然不会喜欢这种状态。

▎没有刹车的多巴胺社会

说人的生活是追求更强烈刺激和填满欲望的反复循环，绝非夸大。

在职场中，为了比别人更快成功、更快升迁，加上被成功所带来的胜负欲和成就感淹没，许多人都会主动加班。虽然不排除公司强行要求员工加班，但也有不少人会为了跑在同事前面而主动加班。

为了满足更多的欲望，人们又会将这种赶时间成功后赚的钱花掉。

先看看韩国的百货公司，里面陈列着多少贵到让人惊掉下巴的服饰，而多少一个月领着微薄薪水的年轻人正忙着刷卡买名牌。再看看韩国的餐厅，昂贵的餐厅里正坐满了客人。我甚至听说有的餐厅会故意提高价格，因为一些人嫌弃价格低廉的餐厅。

最后看看韩国的公寓。人们都说在首尔市江南区买1套公寓的价格，能在地方城市买10套公寓，这差距实在惊人。财富集中现象变得越来越严重。"无论如何都要成功，在江南买房"成了很多人的人生目标。这些人就像坐上了一辆名为欲望却没有刹车的汽车尽情向前冲，不知这辆车会奔向何处。

欲望宛如无法填满的无底洞，一旦得不到满足，我们就会感到不满。当不满累积到一定程度，就会产生愤怒的情绪。若无处宣泄愤怒，就可能会攻击无关的人。所以，一些鸡毛蒜皮的小事导致的冲突屡见不鲜，这一切都是多巴胺过度作用的结果。

多巴胺会命令大脑不要休息、一直工作。明明已经做得够多了，多巴胺却会呐喊"还不够"，一直催促着我们。到了这种地步，我们可以说是多巴胺成瘾了。这让我们无法满足于现状，进而导致永无止境的"内卷"。现代文明面临的"无限竞争"，就是多巴胺带来的负面效果。

多巴胺绝非能不劳而获的东西。我们必须拼命挑战，并在战斗中获得胜利，才能感受到它带来的快感。但"多巴胺贪念""多巴胺文化"泛滥的个人或社会却不能给人舒服的感觉。我们现在所生活的疲劳社会和压力爆炸时代，都是为了满足"多巴胺贪念"而激烈竞争所带来的负面效果。

因此，为了减少脑疲劳，我们必须先减少过多的贪念。

来访仙村的脑疲劳患者们

"好累。"

我们经常会把这句话挂在嘴边，然后接着说"好想休息一个月""真想好好睡一觉"。但是，真的只要好好休息就能消除疲劳吗？不幸的是，并非如此。

在日常生活中，如果感觉累了，我们一般会选择睡觉、吃补品或服用市面上贩卖的疲劳消除药，而不是去认真思考引起疲劳的真正原因。

11年来，我在仙村遇到过太多深受疲劳困扰的患者。经过大量诊察我得出一个结论：感到疲劳的不是他们的身体，而是他们的大脑。

明明真正该休息的器官是大脑，我们却只是睡觉，或吃一些效果并未得到证实的食物或抗疲劳药物。这样当然无法消除疲劳。

那么，大脑为什么会变得这么疲惫呢？

▎真的感到疲惫的不是身体，而是大脑

现代人疲劳的原因之一是，我们从以体力劳动为主变成了以脑力劳动为主。随着近几年社会的IT化，很多国家成了真正的脑疲劳国家。

脑疲劳不仅会使生产力下降，也被视为导致健康恶化的元凶。在很多欧美国家，这个问题已经严重到必须由政府采取举措的程度。美国从1984年正式开始研究慢性疲劳综合征，并取得了许多研究成果。日本于1991年在厚生劳动省的主导下开始进行大规模研究，现在还创立了国际疲劳研究中心，在国际上亦具有很高的权威性。

韩国的疲劳问题与发达国家一样严重，政府却尚未开始真正的研究。韩国健康保险审查评价院的调查结果显示，2003年因为持续6个月以上的慢性疲劳而就医的患者达

4.5万人，2006年为8.3万人，2008年则突破了10万人。慢性疲劳患者正在持续增加。不幸中的万幸是，最近有相关领域的一些专家成立了研究会。我也曾在2013年总结了对来仙村的许多"说不上是患者的患者们"的诊疗经验，并出版成书。

如果要研究脑疲劳，不仅要对整个大脑进行研究，还必须研究整个社会，重点是关注那些关于消除脑疲劳的研究。虽然休息对消除疲劳很重要，但脑疲劳并不只是休息就能轻易消除的问题。因此，本书将重点呈现怎样休息才是真正的休息，以及什么才是具有科学性的疲劳消除法。

不要毫无计划地休息，要科学地休息

为了减少脑疲劳，我们该怎么做呢？

我们的神经系统分成两大类，一种是能让四肢依照我们的意志运动的躯体神经系统，另一种是不理会我们的意志，依照自己的节奏运动的自主神经系统。

在这两类神经系统中，与脑疲劳密切相关的是自主神经。自主神经主要分布在与生命活动有关的内脏中，负责调节心率、血压、呼吸、消化和性唤起等。自主神经可分为功能相反的交感神经和副交感神经，交感神经大多会在我们白天活动的时候活跃，副交感神经则大多会在我们休息或睡觉的时候活跃。

这两种自主神经会根据我们身体外的情况努力调节、运作，使彼此自动达到平衡。举例来说，在做激烈运动时，交感神经会变得非常活跃，手脚肌肉会因此变得有力气。相反，在没有做激烈运动时，我们的内心会因为副交感神经运作而变得平静，内脏活动则会增加。

这两种自主神经像是在玩跳跳板，一边上去，另一边就会下来。比如说，白天交感神经占优势时，其与副交感神经的活跃时间占比为7比3，到了晚上则会颠倒过来。

举个例子，假设某一天天气炎热，让我们全身无力，但我们已经和朋友约好了去打高尔夫球。我们不能打破约定，并且这还是一场打了赌的比赛。要是在又热又疲惫的状态下咬牙把高尔夫球打完，会怎样呢？要是当天球打得不好又输了钱，会怎样呢？在这种情况下，交感神经会变得兴奋无比，而大脑会突然变得很疲劳，一个不小心，我们可能就会与好朋友闹矛盾。

我们称这种状况为"压力"。虽然一场高尔夫球不是性命攸关的大问题，但要是这种疲惫的状况长期持续下去，自主神经就会因为平衡被打破而失衡。

这时候我们需要的就是科学休息。我们必须安抚兴奋的交感神经，激活副交感神经，这才是一种根本性对策。此时的脑疲劳正是过度使用自主神经，特别是交感神经所导致的。

▎看似一样，其实不太一样的压力和脑疲劳

读到这里，读者可能会很容易断定"原来压力就是脑疲劳"。但其实这两者不太一样。

当我们感受到压力时，交感神经会变得兴奋，肌肉会因此变紧张，内心会感到激动或不安，也就是说，身体和心理会出现不适的症状。如果陷入这种状况，那么我们可以通过休息或睡觉来做出适当应对。

然而，脑疲劳却没有明显的症状。由于脑疲劳不像有压力时会使我们感到明显不适，所以很不易察觉。因此，我们又称脑疲劳为"没有疲劳感的疲劳"。如果对脑疲劳放任不管并且不断累积，最坏的情况可能是过劳死或猝死。

总而言之，脑疲劳起因于压力造成的用脑过度。不同于一般的压力，脑疲劳不会使身体和心理出现特别明显的

症状，但却影响很大。

▎压力的两条路径

人在感受到压力时，大脑的下丘脑会受到影响。由于自主神经系统司令部位于下丘脑，因此下丘脑会敏感地感知到压力，并对全身下达指示，以做出合适的应对。这时，会出现两条路径。

1. 遇到轻微但长期的压力时

遇到轻微的压力时，脑的前额叶皮层会做出应对。这时，大部分应对会在脑中进行。不显露情绪或者说忍耐就是代表性例子。这时，压力会刺激脑干的缝际核，抑制大脑分泌幸福激素——血清素。如果大脑不分泌血清素或血清素的活性下降，那么我们就会变得情绪化、不安、焦躁、抑郁。也就是说，我们之所以会罹患慢性压力综合征，是因为长期处于交感神经占优势的状态。这种情况也会给位于下丘脑的自主神经系统司令部带来影响，导致脑疲劳。

2. 遇到突如其来的压力时

如果遇到突如其来的压力，身体不会采取上面提到的缓慢方法。举例来说，当突然遇到必须"战斗或逃跑"的危急状况，比如突然遇到抢劫时，我们没有时间和额叶商量，海马和杏仁核会立刻做出反应。也就是说，大脑必须动员交感神经分泌出紧急压力激素，以应对紧急状况。这种反应会导致肾上腺皮质分泌压力防御激素——皮质醇。

如果危急情况结束，那么紧急反应也会结束。但是，有些人会一直受后遗症之苦，当再次碰到类似的情况，就会无意识地做出当时的紧急反应，我们称之为创伤后应激障碍（PTSD）。

无论是慢性压力还是急性压力，下丘脑承受的负担都会发展成脑疲劳。而为了用科学性的方法减少脑疲劳，我们必须避免过度使用交感神经，并激活副交感神经，努力减少压力反应。

▎如果要消除疲劳，就让副交感神经兴奋吧！

在维持身体健康、消除脑疲劳方面，自主神经系统中的副交感神经扮演着什么样的角色呢？只要想想维持身体健康的两个条件，就能找到答案。

1. 制造新鲜的血液

肠道的主要功能是消化、吸收养分，它同时也扮演着决定血液质量的重要角色。肠道环境好，才能制造出干净的血液。这也是为什么肠道对皮肤有很大的影响。

而负责控制、调节肠道活动的，正是自主神经，特别是副交感神经。

但是，如果过劳、有压力或吃完东西后做激烈运动，那么我们的身体就会变成交感神经兴奋的模式。副交感神经受到抑制的话，肠道的活性也会跟着降低，并制造出劣质的血液。

因此，如果要制造出健康的血液，就必须让副交感神经兴奋。我们只有好好休息，并让内心感到舒服、从容，才能使副交感神经活跃地运作。这样，我们的身体才能制造出干净的血液。

2. 血管必须要强壮

如果要将优质的血液输送给细胞，必须要有良好的血液循环，而这也是副交感神经的工作。

血液循环要好，必须要有强壮的血管。血管扮演的角色是：将血液输送到身体每一个角落的末梢组织细胞，稳定地供应养分和氧气，回收废物。要注意的一点是，99%的血管是微血管，即毛细血管。因此，为了使面积比较大的红细胞、白细胞等物质能在微血管中移动，并为了顺利搬运养分，微血管本身必须要柔软有弹性。

在交感神经兴奋的压力状态下，血管会收缩，血液循环会变差。因此，我们必须要让副交感神经占优势，保持自主神经平衡，才能使身体维持健康。

另外，自主神经研究专家小林弘幸指出，交感神经的功能会在人20多岁时开始衰退，副交感神经则是在人40多岁时才开始快速衰退。随着年龄增长，感到疲劳的人也越来越多，这是因为自主神经的总能量减少了。因此，我们必须锻炼自主神经，增强复原力。本书会介绍6种锻炼自主神经的方法，详细内容请参阅第4章的"自主神经训练"。

休息的力量改变未来

现代文明是基于深不见底的私念和无限竞争发展出来的结果，人类的物质生活因此变得富足。不知是幸运还是不幸，韩国也搭上了现代文明的末班车，为了追上发达国家而咬紧牙关，一路冲刺到了今天。为了不落后，我们马不停蹄地向前奔跑着，就这样，韩国一边模仿发达国家，一边发展到了今天。

但是，我们还没跳出模仿阶段，第四次工业革命就到来了。可以说第四次工业革命是始于脑科学的发展与革命。若没有脑科学研究，就不可能发展出人工智能。同样，没有人能够否认机器人和大数据也源自脑科学。

▍如何拥有现代人必须具备的创造力

创造力是现代人一定要有的能力。要怎么做才能拥有创造力呢？

最重要的第一步就是"大脑必须要活跃地正常运作"。

大脑不可以疲劳。下午3点，在气氛懒洋洋的办公室里，在脑疲劳极为严重的状态下，别说要用创造性思维思考了，能不能好好工作都是个问题。但是，为了跟上时代的步伐，大部分的韩国人都因为用脑过度而遭受慢性疲劳的折磨，而且还在用最没有效率的方式工作。

创造始于大脑。因此，大脑当然要处于最佳状态。我们需要的不是疲劳的大脑，而是充满活力的大脑。这是第四次工业革命时代能使我们脱胎换骨、成为具有创造性的人才的关键。

第2章

🔋 100%

—— 关于
真正的疲劳

各位必须要知道，我们感受到的疲劳并不是身体的疲劳，而是过度使用交感神经引起的脑疲劳。比起从事体力劳动的人，从事越多脑力劳动的人，就越是要注意脑疲劳。

就算休息了，也不觉得真正休息了

曾经有一位姓金的总经理来过仙村，他经营着一家有100多名员工的企业。

因为想要摆脱繁重的工作，好好休息一阵，他来到了仙村。但是，他在仙村期间，却没能好好休息，就连散步的时候都会拿出笔记本忙碌地工作着。

"有两个脑袋的男子"是金总经理的妻子替他取的绰号，因为他在家里的时候也只想着公司的事情。我观察了这位在疗养期间依旧忙碌的金总经理好一阵子。某一天，我终于对靠在树上、拿着笔记本的金总经理问道：

"金总，您看得到那里的山吗？"

"嗯？当然看得到啊。"

"那这里是哪里呢？"

他似乎猜到了我的用意，难为情地笑了。

"博士您也真是的，干吗这样呢？我这老毛病又犯了……真是不好意思。"

接着，他犹豫了一会儿后，很快地说出了心里话。

"虽然我老婆笑我有两个脑袋，但像这种经济不景气的时候，就算有三四个脑袋也不够用。我当然会累，也去过医院，但医生说这是慢性疲劳综合征，只是要我多休息。可是，明明我正在这里休息，却不觉得真正休息了。实在不晓得为什么会这么累。"

其实理由很明显。虽然金总经理人在仙村，但心却不在这里；就算身体在休息，心却还在办公室里工作。他不清楚自己为什么仍旧疲惫，以为只要身体休息了疲劳就会消失。

▌本来以为只要身体休息就好了

通常来说，当我们疲劳的时候，我们都会认为是身体疲惫了。

韩国就业网站jobkorea以1324名上班族为对象，针对"上班族疲劳指数"做了问卷调查。调查结果显示，选择"非常疲劳"的上班族占了46.5%，选择"很疲劳"的占了48.5%，也就是有95%的受访者都选择了"疲劳"，这代表每10个上班族中就有9个人感到疲劳。

此外，当被问到原因时，回答"就算休息了，也不觉得真正休息了"的占比最高（72.7%），其次是"因为工作量大，所以会一直想到工作"（37.1%）。

那么，上班族最常用什么方法克服疲劳呢？回答"喝咖啡等含咖啡因的饮料"的占比最高（54.5%）。

最后，受访者根据至今为止的经验，觉得最有效的疲劳消除法为"晚上睡很久"（36.0%）和"规律运动"（25.0%）。但是，上班族的平均睡眠时间却低于成年人的建议睡眠时间7~9小时，仅达到6小时6分钟。

如果分析上面的调查结果，那么针对上班族所感受到的疲劳，我们可以整理出下面几点：

第一，大部分的上班族都感到疲劳。

第二，疲劳不会因为休息就消失。精神上取得休息相当重要。

第三，虽然上班族会喝冷饮或提神饮料等，但这只有一时的效果，对永久性地消除疲劳没什么帮助。

第四，明明很清楚睡眠对消除疲劳有效，却无法充分取得优质睡眠。

第五，上班族并不知道工作状态会导致脑疲劳。

如果是身体疲劳，那么我们可能会认为是肌肉受到了损伤。但是，东京疲劳·睡眠诊所院长梶本修身教授针对日本上班族疲劳指数的检测结果显示，正常状态和疲劳状态下的肌肉损伤程度并没有很大差异。检测肌肉损伤程度的指标有肌酸磷酸激酶和乳酸脱氢酶两种。让实验对象运动至感受到疲劳后检测这两种指标，发现这两种指标在运动前后几乎没有差异。当然，如果登山或做了激烈运动后检测，肌肉的确受到了损伤，那么这两种指标的数值也都会上升。但是，主要从事脑力劳动或只做轻度运动的人不但肌肉没有损伤，两种指标也完全没有变化。

再让我们看看其他研究结果。在不久之前，人们都视乳酸为疲劳的代表性产物。在做比较激烈、耗氧量大的无氧运动时，我们的身体会利用就算没有氧气也能释放出能量的碳水化合物，这时候就会产生乳酸。因此，大家一直认为乳酸是疲劳产物。但是，最近的研究结果却发现，一时增加的乳酸马上就会被当作能量使用，反而有助于消除疲劳。也就是说，肌肉并不会因为乳酸增加而酸化。

那么，使我们感到疲劳的真正原因到底是什么呢？

▎交感神经过度运作会导致脑疲劳

打一回合高尔夫球需要四五个小时。但是，在凉爽的秋天打出好成绩，与在炎热的夏天发挥不出实力，两者的疲劳程度是完全不同的。为什么明明在一样的高尔夫球场打球，却会产生这样的差异呢？如果是肉体运动导致的疲劳，那么应该不管什么时候疲劳程度都一样。这反过来证明了精神因素会对疲劳造成相当大的影响。也就是说，疲劳并非起因于身体，而是由大脑引起的。

那么，是大脑的哪里产生的影响呢？

不管外部环境如何，我们的身体都会试着维持稳定的状态。换句话说，我们的身体会试着去维持所有生物都遵守的生存法则——内稳态。如果内稳态被打破，健康就会失调。因此，如果觉得热，那么身体就会流汗，从而让体温下降；如果觉得冷，那么身体就会自行收缩，从而摩擦肌肉生热；如果血糖降低，那么身体就会提醒我们去吃饭；如果口渴，身体就会要求我们去喝水。

自主神经就是执行这一切功能的神经。举例来说，当我们在大热天打高尔夫球时，负责使身体流汗、降温等的神经就是自主神经。要是在天气热、心情糟的情况下去打高尔夫球，交感神经就会过度运作，然后造成非常大的压力。最后，自主神经系统司令部所在的下丘脑和前扣带回会直接受到影响，我们自然而然就开始疲劳了。

如果这时结束高尔夫运动，就不会有太大的问题。但是如果硬打下去，就会出现大问题了。我们会觉得身体很累，注意力下降，精神变得涣散，最后出现脑疲劳。这是无视自主神经的警告所付出的代价。

各位必须要知道，我们感受到的疲劳并不是身体的疲劳，而是过度使用交感神经所引起的脑疲劳。比起从事体力劳动的人，从事越多脑力劳动，越要注意脑疲劳。

各位很有可能会想："如果什么事都不做，直接让大脑休息，那么疲劳就会消失了，对吧？"但是大脑并没有这么单纯。理由我会在下一个章节说明。

默认网络

大脑虽然小，消耗的能量却不少，这是众所周知的事。华盛顿大学医学院的马库斯·莱希（Marcus Raichle）教授发现，大脑内有一个区域消耗能量特别快，那就是名为"默认网络"（default mode network）的特殊神经回路，它在人发呆或做白日梦时会变得活跃。

默认网络是一种"没有做有意识的活动时也在运作"的大脑基本回路。大脑其实是一种就算我们不做任何事情，也会不断运作的特殊器官。

各位想想看，就算我们的身体在休息，脑袋里还是会有各种想法浮现又消失，那些想法可能是对过去的无可奈何，也可能是对未来的担忧。甚至在进行冥想时，我们也很难控制脑海中层出不穷的想法。

研究结果指出，就算是一整天都在认真工作的人，通过默认网络处理的信息同样占了大脑一整天处理的全部事务的一半以上。

按常理来说，很多人无法轻易接受"大脑竟然在我们休息时都在活动"这个事实。1995年，当新泽西理工学院生物工程学教授巴拉特·毕斯瓦（Bharat Biswal）第一次提出这个主张时，没有人认同他的观点。一直到2001年，当马库斯·莱希教授提出默认网络这个概念时，这个事实才开始受到学界的瞩目。两年后，斯坦福大学神经科学家迈克尔·格雷丘斯（Michael Greicius）提出了确凿的证据，并以脑科学的方式证明了这个事实，引起了巨大反响。在这之后，众多学者也陆续发表了多篇研究论文。

不过，重要的是默认网络消耗的能量。根据研究显示，默认网络消耗的能量足足占全脑所消耗能量的60%～80%。而当我们有意识地去做某件事时，所需要的能量只多了5%。这个事实的确令人惊讶。也就是说，默认网络把能量都浪费在没有意义的事情上了。此外，我们也可以说这证明了脑疲劳真正的原因出在默认网络。发现了默认网络的马库斯·莱希教授借用了天文学用语，将这种现象取名为"大脑的暗能量"。

▎从能量浪费者变身为具有创造力的天才

但是，最近的研究结果陆续显示，默认网络并非只会单纯浪费能量，它也有许多正面功能。举例来说，我们深夜躺在床上的时候，会整理今天的经历和思绪，并考虑明天要做什么。有时候，我们明明抱着难题与苦恼入睡，但隔天早上起来，睡前的问题却已经迎刃而解。专家们称这种现象为"sleep on it"，这是个有趣的科学说法，意思是"在问题之上睡觉吧，那么问题就会解决"。

只是睡了一觉而已，原本想不出答案的问题却"自动"解开了，这是大脑在睡眠中也运作着的关键证据，而这也意味着默认网络不仅仅是能量浪费者，相反地，它在我们做具有创造性的工作时扮演着重要角色。

这也能解释为什么大多数天才都过着孤独的生活。因为必须独自一个人时，默认网络才能自由地进行各种活动，并在大脑中的记忆仓库里做出各种组合。

大脑内长期保存着许多信息、知识、经验、记忆等，因此它宛如熔炉，流动性非常高。记忆和信息并不会被原原本本地存下来，而是会不断地被编辑，有时候甚至会被储存成与最初的记忆完全不同的内容。在那个过程中，原本的信息和记忆会与各种东西结合，组合出具有全新意义的东西。在脑科学中，我们称这种现象为心智游移（mind wandering）。由于我们经常会在这个时候蹦出绝妙的想法，学术界认为默认网络与创造力有非常密切的关系。

那么，在脑科学的研究中，默认网络是如何执行高度创造性的工作的呢？如下页的图所示，默认网络不会单独运作，它会与其他两个重要的回路一起运作。

有许多研究报告指出，人越是动脑，脑内特定区域的血流越会增加。但是，大脑本身的构造很复杂，不是只有特定部位单独运作，相关的回路也会跟着一起运作。

默认网络也一样。默认网络与其他神经网络，比如突显网络（salience network）和中央执行网络（central execution network）关系紧密。

突显网络是一种为了消除脑疲劳而与默认网络有关

与默认网络一起运作的突显网络、中央执行网络

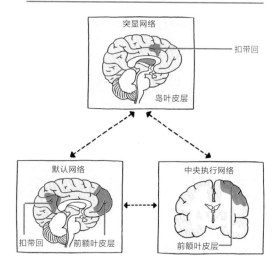

联的回路。突显网络会在感知到内部及外部的信息后，转换成默认网络或中央执行网络，并且会提高一个人的同理心。中央执行网络则扮演着工作记忆（working memory）的角色，它同时会调整人类与思考、感情、行动等有关的回路，它会计划该做的事，做决策，并为了一件事集中注意力。

如果用棒球比喻，那么突显网络是总教练，中央执行网络是一流打击手，默认网络是三流打击手。

这3个回路都位于大脑的最高司令部——前额叶皮层。虽然这3个回路所在的区域彼此分开，并各自扮演着重要的角色，但是它们同时又具有密切的关系。它们会互相牵制、推动彼此，保持细腻的平衡。我们称之为大尺度脑网络（large-scale brain network）。

控制默认网络的最佳方法

随着默认网络被发现，我们知道了现代人的大脑24小时都是处于开机的状态。那么，我们要怎么切换成关机状态，以便得到休息呢？

最简单的方法是利用额叶的转换回路切换模式。光是这么做，就能进行高质量的休息。不过，这种状态不能持续太久，不论是工作还是休息，原则上都要"短"而"频繁"。如果接下来要集中精神工作50分钟，那么我们最好切换成关机状态，并保持5分钟到10分钟。

但是，为了好好休息，我们需要更根本的解决之道。脑科学研究证明，抑制默认网络回路最好的方法是正念

（mindfulness），也就是将意识集中在此时此刻，不去评断自己的感情和想法，而是观察事物的原貌。

"虽然醒着，但不做任何活动的状态。
虽然在休息，但没有在休息的状态。"

各位可能无法马上理解这两句话，但只要在这种状态下让杂念消失并放松，头脑就会变得清晰，内心就会变得平静。

但是，我们不可能因为这样就整天冥想。其实，我们不用刻意冥想，重要的是心态，只要经历过正念状态，就算不冥想，也能在需要时进入这种状态。我们要领会这种感觉，而不是将意识过度专注在冥想、修炼，那样反而会离正念越来越远。我们不能勉强自己，必须要顺其自然才行。

不需要把正念想得太困难。如果发呆的时候脑中浮现了各种杂念，不要试图停止杂念浮现或与之对抗，顺其自然即可。这是冥想时要抱持的基本心态。就像站在河边凝视河水流动一般，我们要安静地凝视内心的流动。

不断冥想会改变大脑的构造，帮助我们发挥高度注意力，使我们的大脑变得不容易感到疲劳。因此冥想会从根本上改变大脑的结构。

疲劳或隐性疲劳

如果过度使用交感神经，下丘脑和前扣带回就会产生疲劳。这时候，边缘系统（情绪脑）会马上传递警告信号给眶额叶皮层，而眶额叶皮层会接收信号，让我们的身体采取恰当的行动（请参考下页图）。

像这样，如果脑内产生"觉得疲劳"的信号，那么眶额叶皮层就要采取恰当的应对措施，让身体得到休息。但有的时候，应对措施会失灵。

例如，当我们开心的时候，我们常常感觉不到疲劳感。这就跟陷入爱河的恋人在冬天也不觉得冷是一样的道理。另外，像刚开业的老板因为客人不断涌入而感到开

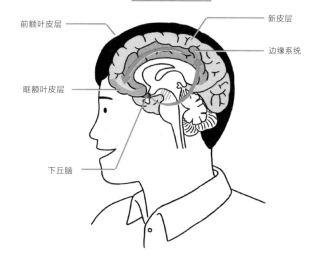

疲劳的行进路线

前额叶皮层

新皮层

边缘系统

眶额叶皮层

下丘脑

过度使用交感神经 → 下丘脑 → 边缘系统 → 眶额叶皮层

（好疲劳） （休息一下） （忍耐一下）

心，他既不觉得饿也不觉得累，也是一样的情况。这些都是"没有疲劳感的疲劳"状态。

如果感觉到了疲劳，但是大脑判断"现在没有时间休息"，那么眶额叶皮层就会把休息时间延后。也就是说，当累积了很多急事时，大脑会判断并下达"做完这件事再吃东西吧""做完那件事再休息吧"之类的命令，结果只会越来越疲劳。这种情况就是"有疲劳感的疲劳"状态。

以上这两种情况分别是，大脑虽然很疲劳，眶额叶皮层却感觉不到疲劳；就算感觉到疲劳，也不采取恰当的应对措施，反而延后休息时间。对于疲惫的下丘脑来说，这两种情况都是紧急状况。

很不幸，因为过多的脑力劳动而备受折磨的上班族大多处于紧急状况，他们大部分人都因为太忙而来不及感觉到疲劳，或就算感觉到了，也没有采取恰当的措施，而是继续工作。

大部分来到仙村的人都为"没有疲劳感的疲劳"所苦。我们称这种疲劳为"被隐蔽的疲劳"（masked fatigue）。这样的状态实在很令人难过。

▎产生疲劳的脑科学机制

如果交感神经过度运作，那么具体会发生什么事，从而让我们陷入疲劳呢？

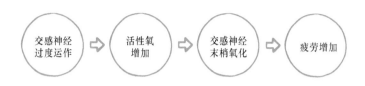

交感神经过度运作 ⇒ 活性氧增加 ⇒ 交感神经末梢氧化 ⇒ 疲劳增加

如上面的流程图所示，体内的活性氧会增加，造成交感神经末梢氧化，我们就会感觉到疲劳。活性氧是导致身体所有组织氧化的元凶，被氧化的组织往往无法正常运作，严重的话甚至会死亡。因此，活性氧也可以称为疲劳因子（fatigue factor）。

一旦交感神经末梢的线粒体氧化，人体的机能就会下降。这是非常危险的情况，因为线粒体是细胞内制造能量的重要工厂。简单来说，能量工厂会因为活性氧而爆炸。

此外，如果感受到压力，那么白细胞（尤其是能消灭细菌等较大异物的中性粒细胞）就会急速增加。能够对抗病原体的中性粒细胞寿命为两天，它在这期间会产生许多活性氧破坏组织。

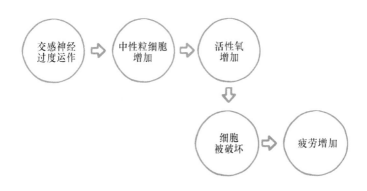

　这也是为什么压力会导致胃溃疡。活性氧不仅会攻击肠胃，还会攻击身体所有部位，下丘脑也不例外。只是胃黏膜特别脆弱而已。

　总而言之，过度使用交感神经是导致脑疲劳的主要原因。

过度工作时体内发生的变化

前面提到过，线粒体在我们的体内扮演着能量工厂的角色。也就是说，线粒体与脑疲劳息息相关。因此，让我们来仔细了解一下线粒体。

38亿年前，地球的大气中只有氮和二氧化碳。在那个时候，单细胞生物初次登场，并在没有氧气的环境下分解糖，制造能量。我们称之为糖酵解系统。

在那之后，大约是20亿年前，植物出现在地球上，开始释放氧气。这对单细胞生物来说是非常危险的情况，因为它们有可能会被氧化。为了生存，单细胞生物需要发展出喜欢氧气的好氧细胞，而这就是线粒体出现的原因。就这样，糖酵解系统和线粒体系统开始共存于单细胞生物的细胞内。时至今日，也是出于这个原因，成熟的细胞里会有两个能量生产工厂。

地球的历史与细胞的进化过程

时间	环境	细胞的变化
38亿年前	氮和二氧化碳	糖酵解系统
20亿年前	氧气产生	线粒体系统
8亿年前	氧气增加	糖酵解系统和线粒体系统在同一个细胞中共生，细胞达到稳定的状态

▍线粒体被破坏，健康就会不在

糖酵解系统和线粒体系统有什么不同呢？

糖酵解系统不需要氧气，只要有糖就能制造能量，因此它的过程简单又迅速，但能量的生产量少。相反，线粒体系统会利用糖、脂肪、蛋白质、阳光、氧气等制造能量，虽然过程复杂又缓慢，但生产量足足比糖酵解系统高

18倍。人类属于多细胞生物，而人类之所以进化发展，可以说是因为善用了高效率的线粒体系统。

大概是因为彼此具有不同的特征，如果该休息的时候没休息或者过度使用交感神经，那么线粒体系统和糖酵解系统就会开始变得混乱。如果过度使用交感神经，就会产生活性氧，那么线粒体的功能就会下降，不需要氧气就能制造出能量的糖酵解系统细胞会增殖。如果变成这样，抑制增殖的基因将变得无法运作，细胞会无限增殖，基因也会产生变异。也就是说，最终会导致癌症。

有学者主张压力引起的缺氧、体温过低会导致癌症，正是以此为依据。另外，《图解免疫革命》的作家、日本新潟大学免疫学教授安保彻指出，容易消失与增殖的黏膜和上皮细胞很容易导致癌症，也是因为这个原因。

从这点来看，可以说如果线粒体被破坏，那么健康也会跟着消失，因为我们活动的能量全都是由线粒体生产并供应的。线粒体是生命的源泉，也是活性的中枢。但是，线粒体具有下面几个关键的弱点：

第一，工作量越多，就会产生越多的活性氧，线粒体的机能就会因此下降。

糖酵解系统和线粒体系统的差异

	糖酵解系统	线粒体系统
原料	糖	糖、脂肪、蛋白质、氧气、阳光
过程	快而简单	慢而复杂
能量的产量	1	18
制造场所	细胞质	线粒体
特征	具有爆发力 增殖、分裂频繁 讨厌氧气	具有持续力 成熟 喜欢氧气
分布量多的地方	白肌、皮肤、黏膜、精子	红肌、大脑、神经、心脏、卵子
发展	15～17岁时完成	3～4时岁分裂结束

第二，线粒体容易与有致癌性的特定化学物质结合。

第三，如果变异基因的线粒体分裂、增殖，不仅那个细胞会陷入紧急状况，周围的细胞也会受损。

第四，基因决定了细胞的寿命，因此部分细胞即使受损了也死不了，开始无限增殖，而这正是癌症的开端。

幸好最近的研究发现，水溶性硅会修复、中和因为活性氧而严重受损的线粒体。关于这部分，我将在后面仔细说明硅作为保健食品扮演着什么样的角色。

总而言之，线粒体必须健康地运作，人体才会健康。目前，因为研究线粒体而获得诺贝尔奖的科学家高达9位。因此，可以说未来的健康研究始于线粒体。

▎年纪越大，就越要"慢而持续"

让我们来看看人的一生。

小时候，我们需要通过细胞快速增殖来成长，因此主要是糖酵解系统在运作。但随着年纪增大，主要运作的系统就会变成具有持续力的线粒体系统，这样才不会给身体造成太大负担。

这样的糖酵解系统和线粒体系统就宛如短跑选手和马拉松选手。短跑选手的快缩肌发达，能提供爆发力。短跑这种激烈运动属于无氧运动，容易导致疲劳，属于糖酵解系统运动。

相反，马拉松选手则是提供持续力的慢缩肌发达，因此他们体型修长。马拉松这种运动属于好氧的线粒体系统运动。因为线粒体会制造出大量的能量，并供应充分的氧气，所以它不容易导致疲劳。虽然爆发力弱，但持续力佳。

因此，糖酵解系统和线粒体系统在能量、氧气、交感神经、副交感神经等方面运作的机制截然不同，也必须不同。

但是，很多现代人即使已经成年，仍然像糖酵解系统一样，一直要"赶时间"冲刺，这样当然会像做无氧运动一样，容易感到疲劳，而且还不知道自己已经处于疲劳状态。如果用糖酵解系统跑步，就必须要冲刺一段、休息一阵才行。但很多人正在用短跑选手的速度去跑马拉松。

到最后，身体自然而然会撑不下去。韩国社会被称为疲劳社会，正是因为这样的背景。长大成人后，就必须要"慢而持续"地走下去，这是保持大脑健康的原则。

远离了大自然的人们

到目前为止，我们从社会、身体以及精神层面探讨了导致脑疲劳的原因。接下来，我们必须探讨另一个重要原因——环境。把我们的大脑逼到疲劳状态的最具代表性的环境因素，正是都市的生活环境。

前面介绍过，上班族的每一天都处在交感神经占优势的状态：没有充足的睡眠，赶时间上班，慌乱地出门，好不容易挤上了公交车或地铁，却像挤在罐头里的沙丁鱼。

当他们气喘吁吁地抵达公司，迎接他们的是一天的压力。工作堆得满满的，不晓得要从哪里开始；下属不听指示，上司又提出各种要求，让人喘不过气。在忙碌中熬到下班时间，还要加班、值班、轮夜班。终于解脱时，已经是晚上了。这时候明明应该早点回家，让疲惫不堪的身心休息，却还要参加聚会到凌晨。当他们拖着烂醉的身体终于回到家时，体力早就透支了。

再想想被污染的空气。就算戴口罩，也无法阻挡悬浮微粒的攻击。就算捂住耳朵，嘈杂的生活噪声也会使神经变得敏感。刺鼻的废气则会破坏嗅觉细胞。最后，我们会不自觉地封闭五感。如果我们无处安心休息，那么脑疲劳就不会消失，而是一直累积。

近些年，越来越多的人明明没有生病，却总感觉身体状况不佳。也有许多人虽然疲惫不堪，却饱受失眠之苦。他们经常浑身无力、有寒气、感冒迁延不愈、没有食欲、没有干劲、无精打采、体力用尽、完全提不起劲儿。

到最后，这些人每天都要借助香烟、咖啡、能量饮料的帮助，但效果都只是一时的。就算去医院，医生也只会说没什么特别的问题，然后给出慢性疲劳、压力、人际关系这些模糊的答案。

这些都是自然缺失症的典型症状。如果去读理查德·洛夫的《林间最后的小孩》，就能知道以前整天被大自然包围的孩子，能够发展出丰富的五感和情感。他们在泥土里打滚，从树上跳下来，跃入水中……而城市中长大的孩子常常有五感封闭、缺乏感性、注意力下降、缺乏耐心与不体贴的倾向。此外，这些孩子经常会因为平衡感差而摔倒，又因为视野小而常常无法感知危险在迫近。

都市中的大人身上同样也有这些现象。感官机能萎缩得越严重，感知世界的能力就会变得越低，注意力也会变得越来越涣散。

但是，当我们置身于大自然中的时候，五感会全部打开，我们会自然而然地集中注意力并仔细观察四周。这种注意力集中的状态就等同于放松的状态。相反，在都市中生活时，我们会有意识、有目的地集中注意力，这反而会使我们陷入焦躁、不安、紧张，进一步导致脑疲劳。

大自然无论何时都是对的

"离大自然越远，就会变得越不幸，并且越容易生病。"

这是我这11年来在仙村学习自然医学并治疗患者后得到的结论。时间过得越久，我就越确信这个结论，因此我倾注了许多心力在自然医学上。对于疾病的预防与治愈，我建立了我所确信的基准，也引以为傲。

我在研究文献时发现，早在2000多年前，医圣希波克拉底就留下了类似的名言。他说过一句话："人类从一出生就拥有自然治愈能力。"这无疑是留给受自然缺失症所苦的现代人的名言警句。

尽管如此，今日的我们却远离大自然，在都市的人工环境中，受到无数种化学物质折磨，过着忙碌的生活。也就是说，我们正活在会导致健康快速恶化的环境中，人类正在自掘坟墓。

谈到大自然的时候，我们很容易联想到河、森林、树木、山。但自然并非只局限于这种外部的自然。人类的身体也是自然的一部分。只有当人的生活步调与宇宙的规律一致时，才能活得自然、健康。宇宙有名为"一日"的规律，也有名为"一年"的四季规律。跟着这些规律生活即是内部自然。

但是，都市缺乏这两种自然。日夜颠倒的生活习惯是一大问题。这种生活是完全不同于人类自然规律的畸形生活。此外，因为科技发达，夏天过得像冬天、冬天过得像夏天也是一个问题。如果像这样无视季节，继续生活下去，那么内部自然而然会陷入混乱。夏天得冷气病就是一种表现。

此外，这种内部自然缺失症会打乱自主神经的平衡。

如果日夜颠倒，那么本来应该在白天活跃的交感神经的活性就会下降，本该休息的副交感神经反而会占优势，反之亦然。这样下来，睡眠就不规律了，激素代谢的节奏就乱了，身心也会变得紊乱。被打乱的内部生活环境，有可能会比外部的环境污染，对我们的身体造成更严重的影响。

现在，让我们简单检测一下自己的大自然缺乏程度。

大自然缺乏检测表		
1	是否有意识地按照日出和日落的时间生活？	□ 是 □ 否
2	是否住在用天然建材建的房子里？	□ 是 □ 否
3	是否在听得到大自然的声音的地方活动？	□ 是 □ 否

4	是否待在闻得到大自然香气的环境里？	☐ 是 ☐ 否
5	是否常常穿棉或麻等天然布料做的衣服？	☐ 是 ☐ 否
6	是否努力远离手机和电脑？	☐ 是 ☐ 否
7	是否尽量不长时间开车或搭乘大众运输工具上下班？	☐ 是 ☐ 否
8	是否摄取天然食品，并远离深加工产品？	☐ 是 ☐ 否
9	是否会喝白开水或有机食材做的饮料？	☐ 是 ☐ 否
10	是否远离电毯、微波炉等电子产品？	☐ 是 ☐ 否
11	是否会做森林浴或日光浴？	☐ 是 ☐ 否
12	是否努力减少涂抹或吸入化学药品？	☐ 是 ☐ 否
13	是否常常走在泥土、沙子、草地上？	☐ 是 ☐ 否
14	是否会依照季节调整饮食和活动？	☐ 是 ☐ 否
15	是否尽量避免去难以适应时差的地方旅行？	☐ 是 ☐ 否
16	是否过着如同书生般的生活？	☐ 是 ☐ 否

该检测表根据山本龙隆的"大自然缺乏检测表"修订而成。

如果"是"超过10个，代表答题者的生活环境大致良好，脑疲劳指数也偏低。

15个造成疲劳的习惯

错误的生活习惯同样是使大脑变得疲劳的一大原因。因此，养成不让疲劳累积的习惯比什么都重要。在这个章节，让我们来看看哪些错误的生活习惯会加重脑疲劳。

1. 突然运动

随着百岁时代来临，人们变得比过去任何时候都关心健康。正因为这样，开始运动的人变多了，但我们经常会看到有人因为突然运动而失去健康。有的人平时完全不运动，某天却突然慢跑太久，引发足底筋膜炎而无法好好走路。也有不少人因为在健身房杠铃卧推做过头，导致肌肉破裂或者伤到骨头。甚至有人报名参加马拉松，结果心脏骤停而失去了性命。

如果突然去做平时未训练过的运动，那么身体可能就会出问题。从脑科学的角度来看，这是因为自主神经没有被正常调节。当交感神经过度运作时，大脑会需要大量的能量，耗氧量会急速增加。而随着活性氧快速增加，细胞氧化会变严重。这时候，细胞内的线粒体和微血管会受损，所以会严重影响健康。

2. 长时间工作

就算是简单的工作，如果长时间反复去做，那么也一样会使疲劳累积。疲劳累积得越多，我们就会消耗越多能量，氧气需求量、活性氧也会跟着增加。

当需要适度休息的时候，我们的身体会自动发送信号，而我们必须注意并遵守那些信号。很不幸，我们不太容易察觉到大脑发送的疲劳信号。因此，长时间工作时一定要规律地休息。在感到疲惫之前休息是最有效的休息方式。

3. 反复做同样的事情

有一个法则叫作边际效用递减法则，意思是不管再怎么有趣的事情，如果反复去做，那么乐趣都会减半或者让人感到厌烦。如果一直使用同一条回路，那么信息传达的阈值（为了引起兴奋所需要的最少刺激量）就会上升。也就是说，脑神经机能会下降，变得无法再以相同的刺激量正常传达信息。这就是脑疲劳发出的第一个信号。

这时，改做其他事情会更有效率。如果做了1个小时的数学题后觉得枯燥乏味，那么这时改念英文会更合适。由于改用了其他脑部回路，因此能减缓疲劳。

4. 维持同一个姿势

同样的姿势维持越久，身体就越容易累积疲劳。

经济舱综合征就是代表例子。如果长时间坐在飞机里又窄又不舒服的椅子上，那么双腿就会变得又肿又麻，严重的话还会因为血液凝固而死亡。

因此，如果觉得乏味又疲惫，就应该换个姿势、舒展身体。当身体蜷缩起来时，肺就会合起来，进而导致氧气摄入不足，大脑容易分泌让人具有攻击性的去甲肾上腺素。相反，如果放松身体或轻松地散步，那么肺就会完全打开，大脑会分泌血清素，使我们能够好好休息。

这种轻度的伸展和运动也是锻炼自主神经重要的一环。各位可以看看拳击选手，在比赛的时候，选手们会把身体整个缩起来，避免被对手的拳头打到。当一回合结束时，选手们会尽可能伸直腰杆、放松身体。这是在本能地采取休息的姿势。这个时候，肺会打开，大脑会分泌出血清素，因此能减缓疲劳。

5. 把注意力集中在一件事上

在各个领域表现卓越的人的共通点，是比一般人更专注。集中注意力会将大脑的能力发挥到最大限度，从而显著提高工作效率。

但这种专注力会使交感神经活跃，同时消耗大量的能量。把注意力集中在一件事上与无氧运动一样，属于糖酵解系统活动，会加重疲劳。

因此越是发挥集中力，就越常需要让大脑休息。

6. 勉强去做讨厌的事情

在工作时，交感神经会占优势，大脑会分泌出去甲肾上腺素。而勉强去做讨厌的事情时会分泌出更多去甲肾上腺素。这时，自主神经会失去平衡，而为了恢复平衡（以维持内稳态），大脑就需要消耗更多的能量，脑疲劳也会因此加重。

问题是，就算是讨厌的事情，我们也得去做，这就是我们要面对的现实。

在这种时候，我们需要换个角度思考自己为什么要去做那件事并找出做那件事的价值。不管是多么微不足道的事，都可能对人生有帮助，也可能有着我们所不知道的价值。即便是做一样的事，光是换个角度思考、说服自己，就能减少脑疲劳。

7. 习惯工作到很晚

从原始社会开始，太阳升起，人们就会去工作，太阳西下，人们就会休息。我们的副交感神经到了晚上会占优势，身体会减少分泌所有的活性激素。也就是说，身体机能会变缓和。如果这个时候去做交感神经占优势的事，那么效率当然会下降，脑疲劳也会变严重。

因此，要尽量在晚上11点到凌晨2点之间睡觉。在这个时段入睡后的最初90分钟又被称为义务睡眠，因为我们能在这个时候取得最深度的睡眠。这种睡眠对消除疲劳也有最佳的效果。关于最初90分钟的睡眠，我会在第4章探讨脑疲劳消除法时更仔细地说明。

8. 被时间追着跑的工作习惯

在各种读书方法中，与读书时长相比，能得到最大效果的方法就属临时抱佛脚了。这是因为我们让大脑绷紧神经，从而提高了效率。

但是，被时间追着跑的工作习惯，也是会给大脑带来恶性压力的最糟习惯。各位想象看看，截止期限就要到了，工作却进展得不顺利；银行就要下班了，却说没有方法可以避免破产。这时候，血流会变得非常快，心脏会像是要爆炸一样。如果交感神经持续这样过度兴奋，那么大脑就会消耗非常多的能量，稍有不慎还有可能会崩溃。

我们很清楚临时抱佛脚会为我们的身体和精神带来多大的压力，却只会反复后悔、反复做出一样的行为。为了大脑的健康，我们要尽可能避免养成被时间追着跑的工作习惯。

9. 生活不规律

规律的生活模式有益健康，这是众所周知的事。但现代人常常会喝酒喝到半夜，睡眠时间不固定，吃饭时间不规则。这种生物节律不规律的生活习惯对身体来说就是压力，工作效率肯定高不到哪里去。而为了维持内稳态，身体需要消耗非常多的能量。

我们年轻的时候多半会喝咖啡、能量饮料或抽烟。

但这只会有短暂的效果，而且会使脑疲劳加重，带来反效果。

在这种时候，我们可以把需要花费很多脑力的工作延后，先做简单的事情。比起坐在书桌前工作，能活动身体的工作会更好，后者能帮我们找回静与动之间的平衡，因此有助于消除疲劳。

10. 生活毫无节制

很多上班族会在疲惫的工作行程结束后去健身房。他们说挥汗运动能让工作中累积的压力一扫而空。

但是，汗流浃背地过度运动反而可能会使疲劳加重。大脑会在运动的时候分泌出快感物质，这种物质会隐藏住疲劳。也就是说，我们只是觉得疲劳消失了而已，其实疲劳根本没有减少。

和朋友们喝酒，去听自我提升类讲座或看表演也一样。不管是什么事，都要适度地节制。如果做过了头，那么身体就会最先知道。我们应该要过适度平衡的生活，不要无视身体发出的警告。

11. 长期暴露在紫外线下

运动员在户外运动时一定会戴太阳眼镜。这是为了减少紫外线引起的疲劳。波长长的紫外线如果进入体内，就会产生大量的活性氧，我们会因此变得疲劳。此外，构成真皮层的胶原蛋白也会被破坏，皮肤会因此产生皱纹。

虽然许多人都认为把皮肤晒成小麦色是健康的象征，但那只会破坏表皮细胞。因此，如果长时间被紫外线照射，就应该要擦防晒霜、戴太阳眼镜等，努力把伤害降到最低。

但也没必要一味地害怕紫外线。不晒太阳反而会无法合成幸福激素——血清素。在明亮的阳光下散步20～30分钟，能使疲劳的大脑得到恢复，并制造出维生素D以预防骨质疏松等，这对健康非常有益。这些结论早在很久以前就被证实了。

12. 错误的休闲生活

有许多人会在疲惫工作5天后，在星期六一大早就去高尔夫球场。他们说光是想象自己走在辽阔的球场上，就会觉得一个星期的压力都被抛到九霄云外了。

但这也要看怎么打高尔夫球。

要是在开球区连续打出好几个界外球，然后为了找球翻遍草丛，在沙坑打的球又掉入沙坑，好不容易在果岭推杆，却没抓住短距离推杆的机会的话，这可不是在消除疲劳，而是在累积疲劳。

要是这天又有打赌，那真是糟糕透顶了。有时候，同事之间会反目成仇，甚至有人会推杆推到心脏病发作。

我们应该要记得休闲生活原本的意义，把它当作一种休息。要是像上面打高尔夫球的例子那样，为了和对方竞争而去进行休闲活动的话，只会让大脑产生疲劳感而已。

13. 因为高兴而专注于某件事的习惯

让我们想想与上面相反的情况。假设我们球打得很好，一杆进洞，而且打赌赢了钱，那么就算绕了36遍球场，我们也不会觉得累。同样，假设我们梦寐以求的目标就要实现了，就算彻夜工作，我们也不会觉得困或累。相信大家都有过类似的经验。

当因为高兴而感觉不到疲劳时，实际上大脑可能已经处于相当疲劳的状态了。如果这种状态持续下去，那么我们可能会晕倒，严重的话还可能会过劳死。

据说马拉松选手会在某个瞬间陷入"跑者的愉悦感"（runner's high）。选手们本来会因为太累了而不想再跑下去，但在某个瞬间，他们会因为大脑突然分泌内啡肽等激素，反而有幸福感涌上来。那种感觉使本来很重的双腿和双臂突然变轻、仿佛有新的力量涌上来。然而，常常有人会因为这种状态持续太久而遭遇不测。我们称这种状态为肾上腺耗竭（adrenal burn out）。如果把面对压力时会保护我们的激素都耗尽，那么身体就会变得再也无法承受压力。

会过劳死的生物只有人类。越是会带给我们满足感的事物，我们就越要节制。

14. 将使我们步入毁灭的聚餐文化

这个地球上还有像韩国一样夜生活文化发达的国家吗？在国外，除了观光都市，几乎没有酒馆会开到深夜。大概是因为喜欢饮酒作乐的民族特性，不少韩国人觉得下班后和同事们喝一杯是人生一大乐趣。但请不要忘了，喝炸弹酒（由两种以上的酒混合成的酒）喝到影响隔天的工作，又一路喝第二局、第三局的聚餐文化根本就是朝着我们的大脑丢炸弹。

15. 晚上喝咖啡

据调查，在2016年，韩国成年人（20岁以上）每人一年的咖啡消费量为377杯，位居世界第一。这是证明了韩国人的大脑处于疲劳状态的间接证据。虽然适量摄取咖啡会使交感神经兴奋，有助于锻炼自主神经，但我们最好避免晚上喝咖啡。

我们身边总有人很自豪地说，自己就算晚上喝咖啡也能睡得很好。但这并不是值得自豪的事。相反，这证明大脑出现了问题。咖啡是一种兴奋剂，人在晚上喝咖啡后睡不着才正常，这样的大脑才是健康的大脑。要是喝了咖啡却还想睡觉，这其实证明了大脑正受到慢性睡眠不足之苦，处于疲劳状态。

以上是一些最具代表性的错误生活习惯。为了减少脑疲劳，我们要努力改正这些习惯。

第3章 🔋 100%

—— 察觉脑疲劳
的7种方法

脑疲劳是大脑传递给我们的警告。这个警告意味着大脑已经开始吃不消了，我们必须要采取恰当的应对措施。因此，我们要切实去觉察大脑传递给我们的身体上或精神上的警告信号，并做出正确的应对。

大脑的警告信号

脑疲劳的终点站是位于下丘脑的自主神经司令部。如果这个区域有疲劳累积，细胞就会因为活性氧而氧化，大脑的机能就会下降。但这种症状要到脑疲劳累积相当严重的时候才会出现。所幸，在那之前，大脑就会开始传递各种异常信号给我们的身体。

1. 脑子一热

如今的社会，因无法调整情绪而引发的事件与事故越来越多。报复性驾驶就是个代表例子，只不过是别人超了一次车或按了一下喇叭，有的人就追上去撞对方的车子或挥舞凶器。他们明明知道这样不仅会危及自己的生命，稍有不慎还会危害别人的生命，却无法抑制住一瞬间爆发的情绪。神经科和精神科的医生们最近正因为冲动控制障碍患者的快速增加而感到头痛。

有这种症状的患者们都曾表示自己"脑子一热"。脑科学也视这种症状为杏仁核过热。杏仁核一旦受热，就连轻微的刺激都会使它轻易地爆炸。因此，在杏仁核过热之前，只要出现脑袋呆滞、厌烦、疲惫等脑疲劳初期症状，就应该要让大脑散热。

车子开久了，散热器就会发烫，这时必须要用冷却液散热，引擎才能正常启动。同样，我们也需要让发烫的大脑降温。洗把脸或吹吹凉风、转换心情，就能给大脑带来清凉感，并减缓疲劳。

2. 大脑会耗尽神经递质

大脑如果变疲劳，就会耗尽5种代表性的神经递质：多巴胺、血清素、去甲肾上腺素、γ-氨基丁酸、β-内啡肽。除了脑神经抑制剂γ-氨基丁酸，其他四种物质都会积极促进脑神经运作。如果不停地用脑，那么这些物质就会被用尽。

如果这些神经递质被耗尽，那么大脑的机能就会下降，这点就算不是专家也都预料得到，就像汽车用尽了汽油。这时，我们的身体就会像汽车突然在半路停下来一样，出现异常。

3. 五感会发生异常

大脑能感知感觉器官接收的信息。要是疲劳在大脑中累积，身体的各个感觉器官就无法正常运作。我们会两眼昏花，听不清楚声音，胃口下降，味觉变迟钝，触觉变敏感。

此外，躯体感觉也会发生异常。特别是痛觉会变敏感。这会最终导致自主神经司令部出问题。如果走到那个地步，那么我们就进入了真正的脑疲劳状态。

"好厌烦" "好疲惫" "好想睡"

大脑不仅会传递异常信号给身体，也会传递心理信号给我们。比起身体方面的异常信号，我们反而更容易透过心理信号确认自己的疲劳状态。

脑疲劳的第一个心理信号是不管做什么事都觉得很厌烦。

就算是再喜欢的事情，如果不停地做，也会让人感到厌烦。在脑科学中，这种状态被视为反复使用相同的神经回路，进而导致神经末梢陷入疲惫的状态。

如图所示，神经细胞会通过突触传递信息。如果接收到信息或受到刺激，那么与之相对应的神经递质就会被分

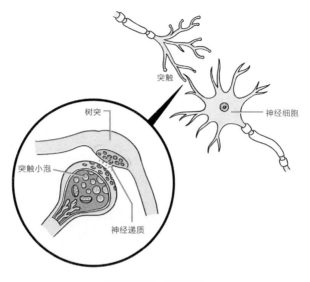

神经递质的传递过程

泌出来，并传送到神经细胞的树突，完成信息的传递。

　　但如果不停地反复使用同一条神经回路，那么会怎么样呢？

　　随着活性氧增加，神经末梢会变得容易氧化、疲惫。传递机能会下降，阈值会变高。也就是说，对于相同程度的刺激，神经末梢会不再起反应或反应变迟钝。

　　如果变成这样，那么相同程度的刺激就无法传递信息，人的工作效率就会明显下降。此外，神经细胞一旦阈值上升，就必须要休息一阵子、不受刺激，才会回到敏感的状态。

如果在笔直延伸出去的高速公路上不停地奔驰，那么驾驶人从某一瞬间开始会失去速度感、视野也会变小，感觉会发生异常。我们将这种现象称为"高速公路催眠现象"。很多在美国大平原的直线高速公路上奔驰的驾驶人都曾因为这种现象而出了车祸。

觉得"好厌烦"，是大脑告诉我们"不可以再这样下去"的第一个警告信息。在这种时候，我们一定要适度地休息。

▎为什么要混着做各种事情

要是无视脑疲劳的第一个警告"好厌烦"，那么会发生什么事呢？

如果已经感到厌烦了却又强行去做一样的事，那么大脑就会发送出第二个心理上的警告信号。我们会在真的感觉到疲劳的那一刻起，陷入"好疲惫"的状态里。如果连这个信号都无视并继续工作，那么我们就会收到最后一个警告信号——"好想睡"。这3个信号被称为三大疲劳信号。

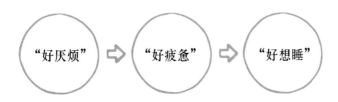

如果以开车来作比喻，那么你就会很好理解。

在市中心复杂的道路上开车时，驾驶人的大脑会持续处在紧张的状态。为了应付无数的刺激，大脑会用到各种神经回路，因此我们当下并不会马上就觉得"好厌烦"，只不过开完车后，疲劳度会相当高。

相反，在高速公路上开车时，我们会朝着同一个方向不停地疾驶。因此，大脑不会像在市中心开车时那样，使用到各种回路，而是只使用相同的回路。在高速公路上开得越久，驾驶人就越会感到厌烦、疲惫，最后变得很想睡。

因此，开车的时候一旦觉得枯燥乏味，就应该要找个休息站休息一下或散步，让反复工作的脑回路休息。

在职场也一样。

比起一直把脑力花在同一件事上，把各种工作混着做能更有效地预防脑疲劳。如果是学生，早上学数学、下午学英语等，各个科目交替着学习才会更有效率。

如果感到厌烦，那么注意力就会下降，杂念也会变多。也就是说，默认网络会开始活动，使脑疲劳加速恶化。

▎你的脑疲劳指数是多少

现在，我们需要系统地检测你的脑疲劳指数处于哪个阶段。

疲劳常常是相当主观的。即便是同一件事情，勉强去做的人和愉快去做的人在疲劳感上也会出现很大的差异。因此，了解身为当事人的本人所感受到的疲劳程度相当重要。

下面的"脑疲劳指数主观检测表"能够检测你的主观疲劳程度。请各位在读过下面的问题后，根据过去一个月的情况为自己计分。计分方式为"是"2分、"偶尔会"1分、"几乎不会"0分。

脑疲劳指数主观检测表

		是	偶尔会	几乎不会
1	对自己的工作感到很厌烦。			
2	无法提高效率，注意力下降。			
3	容易疲劳，假日时筋疲力尽。			
4	工作时常常犯错。			
5	不容易做出判断。			
6	无论是工作或外出都觉得很麻烦。			
7	会突然忘记事情。			
8	就算看电视或新闻也无法集中精神。			
9	总是觉得被工作追着跑。			
10	觉得不安、焦躁。			
11	出现头痛的症状。			
12	难以入睡，早上很想睡觉。			
13	脖子或肩膀会酸痛。			
14	手脚冒冷汗，而且很冰冷。			

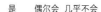

是　偶尔会 几乎不会

		是	偶尔会	几乎不会
15	眼睛感到疲劳。			
16	感觉似乎要感冒了。			
17	出现发炎的小伤口。			
18	出现腹泻或腹痛的症状。			
19	头昏眼花，耳鸣。			
20	没有胃口，消化不良。			

上面的检测表基于我在仙村的经验，并参考姬野友美、横仓恒雄、梶本修身等专家各自开发的内容，由韩国脑疲劳研究会最终整理出来。

将所有分数加起来后，总分如果低于10分＝健康

11～20分＝轻度脑疲劳

21～30分＝中度脑疲劳

31分以上＝重度脑疲劳

利用上面的检测表，就能知道脑疲劳并非只会引起精神症状。虽然前面的10项大多数都是精神症状，但后面的问题却属于身体症状。脑疲劳不仅会导致自主神经失衡，还会使内分泌代谢机能、免疫机能等发生异常。这些症状告诉我们，如果放着脑疲劳不管，那么它最后会演变成各种生活方式病。

如果感冒一直好不起来

如果放任脑疲劳不管，那么我们就会生病。

我们的身体会通过自主神经系统、内分泌系统、免疫系统的相互作用，保持内稳态并维持生命。如果陷入脑疲劳，那么这三大系统就会出问题。

首先，自主神经会失衡，如果再恶化下去，那么这很容易演变成机能受损的失调症。

接下来，内分泌系统会发生异常。这时，反应最敏感的激素是肾上腺皮质分泌的类固醇。之所以会产生类固醇，是因为这可以让失衡的体内恢复平衡。但这种激素犹如双刃剑。一开始，它会为了保护我们的身体而起作用，但如果分泌过多或长期分泌，会使血管老化，导致动脉硬化。此外，为了降低受到压力而上升的血糖值，这种激素会引起胰岛素抗性，进而引发糖尿病、肥胖，可以说这种激素是代谢综合征产生的原因。

如果情况变得这么严重，那么为了恢复内稳态，身体就会调动免疫系统。免疫系统会以血液中的白细胞为中心起作用，它扮演着吞噬外部入侵者、癌细胞等的重要角色。

当然在这些重度症状出现之前，会先出现没有胃口或发炎的小伤口等轻微的症状。也就是说，要是小看、忽视这些轻微的症状，它们就有可能会演变成大问题。

脑疲劳会威胁三大系统

如下页图所示，如果陷入脑疲劳状态，那么自主神经系统、内分泌系统、免疫系统就会出问题。这三大系统是维持生命不可或缺的系统，它们互相合作，像一个大器官。

各位可以想象一下这个大器官的机能下降或受损的后

果：癌症、高血压、糖尿病等生活方式病会接踵而至，这些就是脑疲劳的终点站。

有时候，我会在诊断脑疲劳时发现患者有抑郁症，但与西方人不同的是，大部分的抑郁症患者都会说自己有头痛、食欲不振、失眠等身体症状。除了头痛之外，他们还会说自己有腰痛、腹痛、肩膀酸痛等浑身疼痛的症状。这意味着患者的脑疲劳已经发展到了相当严重的阶段。

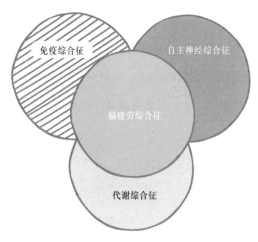

脑疲劳引发的三大综合征

三大综合征会引发的症状

免疫综合征：肠炎、胃炎、口腔炎等各种感染症，过敏，癌症。

代谢综合征：肥胖、糖尿病、脂肪肝。

自主神经综合征：心脏病、高血压、失眠、更年期障碍、抑郁症。

更重要的是，抑郁症患者很容易感冒。因此，也有学者断言"感冒始于抑郁症"。这是因为压力和脑疲劳导致抵抗力下降了。

许多上班族都说自己感冒了一整个冬天都好不了，并抱怨就算去内科门诊也不见好转。这时，我们可以考虑感冒的原因是脑疲劳。如果是的话，那么只要大脑恢复正常，就能轻松地甩掉感冒。

眼睛疲劳

来到仙村的很多患者都会提到一个共同的症状，那就是眼睛疲劳。

一整天都坐在书桌前面的文字工作者（包括我自己）应该无一例外，会感到眼睛疲劳。如果只是一时觉得眼睛很累，只要休息片刻就会恢复。但如果不是这种单纯的疲惫，而是在眼睛深处累积的疲劳，就可能会引发各种症状，比如视线像起雾一样模糊、眼睛干涩、觉得光线太刺眼。除了这些症状，还会伴随倦怠感、头痛、肩膀酸痛、眩晕等各种身体异常症状。如果是这种情况，那么光靠短暂的休息是无法消除眼睛疲劳的。

我们的眼睛在看近处和远处时，能自由地调整焦距。

眼睛的睫状肌附着于相当于相机镜头的晶状体两端。当看近处的时候，睫状肌收缩，晶状体变厚；当看远处的时候，睫状肌变得松弛，晶状体变薄。而负责调整晶状体的同样是自主神经。然而，自主神经的本能与现代人的生活步调恰好相反。

让我们回想原始时代靠狩猎为生的祖先。当他们离开安全的洞穴去外面打猎时，为了避免被野兽袭击，他们必须随时绷紧神经。这时交感神经会占优势，晶状体因此变薄，眼睛会向远距离的物体对焦。打完猎回到安全的休息空间后，副交感神经就会占优势，眼睛会向近距离的物体对焦。

但是，现代人的生活却与之相反。因为要使用计算机和智能手机等各种设备，因此交感神经会占优势，晶状体会本能地向远距离的物体对焦。但是，我们却是在近距离地工作。这样会导致什么结果呢？自主神经会陷入混乱，眼睛和大脑会很容易疲劳。

许多人在自主神经被打乱而感到疲劳时，会打开窗户眺望遥远的天空，是因为大脑本能地命令他们眺望远方。这样，晶状体可以向远距离的物体对焦，睫状肌受到调节，眼睛自然而然就变舒服了。

感到抑郁，问题出在大脑

如果大脑变得疲劳，那么身体和精神状况就会产生变化。这时，我们应该花一点时间，安静地坐下来倾听身体发出来的信号。但我们常常会无视这些信号，或来不及觉察这些信号，而让脑疲劳症状发展到相当严重的地步。这时，最危险的结果就是抑郁症。

如果抑郁症持续恶化，最终可能就会导致自杀。韩国每天平均有35人自我了结生命。在经济合作与发展组织成员国中，韩国从2003年开始，连续15年自杀率都位居第一。此外，有调查显示，在韩国10～30岁死者的死因中，位居第一的死因为自杀。随着年龄的升高，自杀率也跟着增加，65岁以上老人的自杀率是平均自杀率的两倍以上。

值得注意的一点是，在经济生活（23.4%）、身体疾病（23.4%）等主要自杀动机中，占最高比例的动机为精神问题（36.2%）。简单地说，抑郁症等精神疾病的占比最高。

根据经济合作与发展组织所发表的资料，韩国的抗抑郁药消费量在经济合作与发展组织成员国中为倒数，仅为平均消费量的1/3。考虑到自杀率位居第一，我们可以发现抑郁症治疗概率非常低。

抑郁症不仅会对个人，还会对社会造成重大损失，那么，导致它的罪魁祸首是什么？我认为是脑疲劳。因为人如果受到极大的压力，那么额叶的血清素含量和机能就会快速下降，而这很容易使人患上抑郁症。

越是这种时候，就越是要好好观察自己的身体及心理变化。下面的"抑郁症诊断表"整理了几项要特别注意的重要事项。如果在下面的10个问题中，你回答"是"的数量在5个以上，那么你最好去精神科咨询。

抑郁症诊断表

1	早上起床非常吃力。	□ 是 □ 否
2	没有胃口，而且消化不良。	□ 是 □ 否
3	光是要坐在书桌前都很有负担。	□ 是 □ 否
4	做出判断很慢，脑袋无法运作，导致工作进行得不顺利。	□ 是 □ 否
5	常常会忘记事情。	□ 是 □ 否
6	无法集中注意力。	□ 是 □ 否
7	感觉后脑勺很紧绷、脑袋很重。	□ 是 □ 否
8	就连外出见朋友都觉得很麻烦。	□ 是 □ 否
9	工作时也会有很多杂念。	□ 是 □ 否
10	有时候会想死。	□ 是 □ 否

你是容易脑疲劳的个性吗

这世界上有容易脑疲劳的个性吗?

我们可能会觉得个性敏感的人,大脑也比较容易疲劳,但在精神科的诊断标准中,并没有所谓特别容易脑疲劳的个性。

但是,通过长期以来的临床经验,我总结出几种容易受脑疲劳影响的类型。

即便是费了同样的心思,有人就不会感受到脑疲劳,每天都过得好好的;有人却非常容易感到疲劳。容易疲劳的人大多个性比较执着,这种类型的人有着所谓的执着倾向。具体来说,我们可以整理出下面几种类型。

① 一旦开始做某件事，就要做到底才罢休。而且在做完之前都不休息或中断。

② 会先假设失败的情况，连没必要去想的事都仔细地思考。

③ 一想到某件事，就会没完没了地想下去。

像这样光是思考就感到疲劳的状态，我们称作"思考疲劳"。这是在受到外部刺激的同时，又让自己陷入脑疲劳的行为。

我并不是说这种个性不好。

实际上，与一般人相比，这种类型的人工作时会非常认真，因此常常获得成功，也很有可能会被身边的人高度信赖、受到尊敬。

只不过这种类型的人，很可能会因为这种思考疲劳的倾向，而受到脑疲劳之苦。

让我们利用下面的检测表，诊断自己是否具有易疲劳的个性，并试着寻找消除脑疲劳的方法吧。

脑疲劳个性检测表

1	就算觉得厌烦了，也会把事情做下去，直到做完。	☐ 是 ☐ 否
2	不休息，过着行程满当当的生活。	☐ 是 ☐ 否
3	常常需要长时间坐在书桌前做事。	☐ 是 ☐ 否
4	长时间驾驶不休息。	☐ 是 ☐ 否
5	不太喜欢户外活动。	☐ 是 ☐ 否
6	就算状态不佳，也会按照制定好的行程做事。	☐ 是 ☐ 否
7	常常去想失败后的事。	☐ 是 ☐ 否
8	不会轻易放弃。	☐ 是 ☐ 否

如果回答"是"的题目在一半以上，请努力让自己保持从容，光是这样就能充分预防脑疲劳。

4种方法确认脑疲劳指数

这一节要为各位介绍诊断脑疲劳指数的客观检测法。我们已经通过主观检测法，粗略地评估了我们的脑疲劳指数。现在，让我们通过客观检测法，深度判断我们的脑疲劳指数。

但是，请各位不要忘了检测脑疲劳时，主观检测和客观检测一样重要。因此，除了接受客观检测，采用其他所有检测方法进行综合判断是最重要的。

1. 人类疱疹病毒检查

"疲劳是神经细胞因活性氧氧化所导致的结果。"大家现在已经能理解这句话了。但准确地说，活性氧并不会直接为大脑带来疲劳感。

东京慈惠会医科大学的近藤一博教授指出，脑疲劳起因于β－淀粉样蛋白。当β－淀粉样蛋白因活性氧氧化时，细胞会排泄出废物，而因为废物增加，血液中的疲劳物质也跟着增加。因此，我们能通过测量血液中的疲劳物质来检测脑疲劳指数，但由于费用昂贵，这个测量法目前尚未普及。

近藤教授研究出了一种方法，即通过测量人体的人类疱疹病毒来检测脑疲劳程度。

只要是人，就会有人类疱疹病毒。这种病毒的特征是，在我们健康的时候，无声无息地潜伏在人体内，一旦疲劳累积，就会通过唾液、皮肤、黏膜等排出体外，我们称此为"人类疱疹病毒再活化"。所以，我们能通过检查唾液轻松地检测疲劳程度。据说，日本国土交通省计划像检测酒驾一样检测疲劳程度。这是因为长距离驾驶的司机和飞行员等，一瞬间做出来的错误判断有可能酿成大事故。

2. 压力扫描（Stress Scan）

在20世纪60年代，科学家们证实了心跳和自主神经有关。我们也因此能够定量检测压力。之后，日本开发出了能将压力数据化的应用程序"压力扫描"。

只要将一根手指放在智能手机的相机镜头前两分钟，该应用程序就会分析心跳数的变化，将身体压力和心理压力以压力指数的形式表现出来。

这个检查很简单，可信度却相当高。许多医疗机构和企业都在使用这个应用程序。为了治疗从战场回来的军人罹患的创伤后应激障碍，美军目前也引进了这项检查，而美国国家航空航天局则将这项检查用于航天员的训练及健康管理。

3. 脑成像技术

脑成像技术是一种使用影像进行情绪状态感知检测的技术。这项技术会利用数位网络摄影机或监视器拍摄人脑中细微的振动，并利用这些影像信息分析人的情绪和心理。这项技术目前被用于精神医疗、安保、测谎等各个领域。

脑成像的"信息-能量"分析能够以百分比表示人类的精神生理信息。举例来说，100%代表幸福状态，0%则代表死亡状态（人类生理器官之间停止交换信息的状态）。

我们可以通过该技术检测脑疲劳指数。这种检测可用于工业安全领域，帮助情绪劳动者及从事高危职业的人提高工作效率、预防安全事故。

4. 睡眠检查

效果最好的脑疲劳消除方法是睡眠。但如果无法保证充分的优质睡眠，睡觉本身就会成为疲劳累积的原因。因此，睡眠检查是检测脑疲劳时的必要检测项目。

各位可以利用下面的睡眠状态检查表，简单地确认自己的脑疲劳指数。如果你会打呼噜或有睡眠呼吸暂停综合征等，那么你一定要接受睡眠专家的专业诊疗。

各位的睡眠状态如何？		
1 什么时候躺到床上？	点	分
2 躺到床上后多久能睡着？		分钟
3 会打呼噜吗？	是	否
4 夜间会去几次厕所？		次
5 梦的内容是否很糟？	是	否
6 是否在吃安眠药？	是	否
7 是否吃过安眠药？	是	否
8 早上几点起床？	点	分

　　检测者能利用本检测表客观分析自己的睡眠类型。如果自我检测后，认为存在很严重的问题，那么我建议你去看专科医生。

第4章 🔋
100%

—— 打开真正的
休息开关

大脑有专属的恢复法。在这一章，我想谈谈在我50多年的行医生涯里研究、实践后发现的效果极佳的大脑恢复法。希望各位能仔细阅读睡眠、饮食、运动、呼吸、疲劳控制能力、自主神经训练等8种实践事项，这些都是让我这个85岁的老人能像40岁的人一样工作、享受人生的原因。

临床实践11年来
所领悟到的大脑恢复法

"要怎么做才能好好消除脑疲劳呢？"

2007年，我建立了韩国第一个结合"休息"与"科学"的疗愈中心——仙村，这11年以来，我接待了无数名访客，但始终在思考这个问题。

大脑本身就具有消除疲劳的能力。如果大脑感知到疲劳，身体就会分泌出疲劳恢复因子，中和掉疲劳物质。

但如果长期处于疲劳状态，或疲劳剧增呢？这时候，疲劳恢复因子几乎会停止分泌。此外，疲劳恢复因子的反应性因人而异，即使处于同样的情况，有人感觉不到疲劳，有人却很容易感到疲劳。尤其是随着年纪增大，往往休息了也无法完全消除疲劳，这是因为疲劳恢复因子的反应性下降了。

因此，如果要解开"消除脑疲劳的方法"这个问题，那么我们可以先换个问题：

"要怎么做才能提高疲劳恢复因子的反应力，从而好好消除脑疲劳呢？"

这可以说是我写这本书的最大目的。

▎为什么在仙村连癌症患者都能痊愈

消除脑疲劳所需要的脑科学知识复杂又难懂。若要简明扼要地解释，我们可以用"疗愈"这个词来说明。

疗愈指的是在大自然中休息、冥想，抚慰疲惫的身体和心理的过程。它也是一种通过改善不好的生活环境和不良的生活习惯，追求身心健康的过程。

就算没有现代西方医学的客观诊断资料，我们仍然可以通过加强身体本身的自然治愈能力进行疗愈。

另外，治疗指的则是现代医学中严格的医疗行为，必须要有医疗执照才能执行。它需要治疗者灵活运用最新医学知识，并使用来自外部的助力。

与"疗愈"概念相似的用语有"安康""整体健康"，这些用语在概念上稍有差异。"整体健康"是21世纪初期源于发达国家的概念，指的是追求肉体和精神健康，并追求两者达到协调的生活方式。韩国也曾有段时间掀起了"安康"热潮，但因为生活形态的快速改变，我们正从"安康"转变成"疗愈"。

"整体健康"是最近的热门概念，它是一种让身体、精神、社会3个层面的健康达到协调的情形。"安康"强调身体健康，"疗愈"强调精神健康，而"整体健康"可以说是将概念扩大到了社会层面。

回归正题。如果经过好好疗愈，那么人的内心就会变得舒适。运营仙村的11年来，我领悟到，在深山这种干净的自然环境里，我们无须参加瑜伽、冥想等特别活动，通过环境本身就能让内心获得充分休息。

某天，我正坐在椅子上出神地望着天空，一位长期住在仙村的教授向我问话。

"我观察您很久了，请问天空有多神奇，能让您看得如此出神呢？"

我还没来得及回答，她就接着说："您出神地望着天空的样子，和您演讲的时候看起来完全不一样。我努力让自己过得像您一样，却不太顺利。我在这个年纪就身患癌症，而您都85岁了却这么健康……又是演讲，又是写作，又是冥想，又是画文人画……这真是令我感慨。"

那位教授原本任职于一家化妆品公司，后来去了大学任教。在那之后不久，她就被诊断出了胃癌第一期，并做了内视镜手术。她说，本来以为学校会比企业好，但压力却更大了。业绩评估、论文研究、教授们之间的竞争、学生们的教学评估等，光是想想就令人头痛。被诊断出胃癌的时候，她虽然感到惊讶，但似乎预料到了这个结果。动完手术后，她在仙村待了很长一段时间，直到身心恢复才又回到了大学。只可惜她的胃却没撑住，病情恶化了，最后医生建议她把整个胃切除。于是，她毫无眷恋地向大学递出辞呈，又回到了仙村。没过多久后，她的胃康复了，这让她的主治医生都惊讶不已。

这位教授能找回健康，单纯是因为摆脱了令人头痛的大学工作吗？不是的。是因为她待在不仅能让身体休息，还能让心灵休息的地方。来到仙村的人都说在大自然中疲劳会消失，准确地说是脑疲劳会消失。有鉴于此，我们应该将疗愈视为脑疲劳完全消失的状态。

▎大脑有专属的恢复法

从脑科学角度来看，消除脑疲劳的三大要素如下：

1.有助于睡眠的褪黑素。

2.调整幸福感的血清素。

3.爱的催产素。

以上三大激素的机能会依时段而改变。在各种时段中，最关键的是让交感神经发挥作用的去甲肾上腺素，以及让我们变得贪心的多巴胺等激素加长脑疲劳的时段。举例来说，如果感受到压力，那么大脑就会减少分泌血清素，而将血清素作为原料的褪黑素也会跟着减少，从而让我们难以入睡。不仅如此，与这些变化有关的松果体也会发生结构上的变化。这时，我们需要更科学、更专业的休息方法，而不能只靠自然疗法。

睡眠
最初90分钟睡眠的力量

　　在白天，我们因为辛苦地工作、承受压力、暴露于紫外线中等，体内会产生大量的活性氧。到了晚上，我们会停止白天的工作，并从有压力的事务中解放，细胞也会减少氧化及受损。

　　重点是睡眠。

　　如果基本睡眠量不足，或睡得久但睡眠质量差，就无法消除疲劳。为了让大脑得到完美的休息，我们必须保证几乎不会做梦的深度睡眠——非快速眼动睡眠。

　　睡眠以90分钟为一个周期，一个晚上会反复4～5个周期。最初90分钟的睡眠最深沉（不会做梦的非快速眼动睡眠），脑疲劳大多会在这个时候消失。在会做梦的快速眼动睡眠阶段，慢波出现时分泌的生长激素有助于我们消除身体疲劳。因此，我们可以说睡眠是消除脑疲劳的最佳良药。脑脊液会在睡觉的时候发挥清洗液的作用，将脑疲劳因子β-淀粉样蛋白冲掉。

那么，为了消除脑疲劳，我们要睡多久才够？

睡眠学者们建议一天至少要睡6个小时。虽然可能会因季节而稍有不同，但我建议的睡眠规则非常简单：

> **晚上11点前睡觉**
> **6点前起床**
> **午餐后午睡20分钟**

但是，许多人都会晚睡晚起。不少人会尽可能拖到睡意袭来才去睡觉，然后每天早上为了踩点上班而匆匆忙忙地起床，并且每天重复这种生活模式。

让我们晚上早睡、早上早起1个小时吧，这样一来生活就会改变。我们可以在早起后保持规律的运动；从容地与家人一起吃早餐、加深家人之间的感情；用清醒的头脑阅读。

据统计，只要早起1个小时阅读，1年就能读超过100本书。不管在哪个领域，我们都能自我提升，累积大量专业知识。只要好好利用早上的1个小时，就能确保我们拥有能在百岁时代工作一辈子的能力。

▌ 为什么睡了很久还是很累

我首先强调早睡是基于下面几个原因。

入睡后的最初90分钟为睡眠第一周期，这段时间的睡眠最深沉、质量最高。因此，这时候不能叫醒或妨碍睡着的人。我们必须在这个周期保证优质的睡眠，整个夜晚才能拥有正常的4~5个周期的睡眠，从而得到充分的休息。

想要在最初入睡的90分钟里睡得很深沉，以下有几个诀窍。

一是睡前90分钟在41度的热水里泡10分钟半身浴。泡41度的热水时，交感神经会变兴奋，但不久后会变成副交感神经占优势的状态，疲劳会消失，我们就能好好地休息。之所以强调在睡前90分钟泡10分钟半身浴，是因为睡意会在体温下降的时候找上门，而下降幅度越大，越好入睡。

二是就算晚睡，也要维持一样的起床时间。若想把一天的生物节律调整到最理想的状态，那就要睡得有规律。因此，就算某天比平时晚睡，隔天也应该在一样的时间起床。这样睡眠周期才有办法迅速地恢复。如果连起床时间都改变，那么整个生物节律就会被打乱，从而更难恢复。

睡眠是否优质不是由时长，而是由质量决定的。入睡后的最初90分钟睡眠质量最佳，越是到半夜，我们越容易做梦、翻来覆去，睡眠质量也就越差。而最后两个小时的睡眠，其实是装饰用的睡眠，就算不睡也无妨。

因此，我们没必要因为昨天事情太多、太累，就刻意睡很久。这样反而会使生活步调变得不规律。不要说消除疲劳了，这很可能会加重疲劳。不管睡得多还是少，我们需要的优质的义务性睡眠是固定的。睡得多，只会让质量不良的睡眠增加而已。

▎生长激素的魔法

"睡得好，长得高。"这句话有一定的科学依据，因为生长激素在晚上10点到凌晨2点之间分泌得最多。因此，最晚也要11点睡觉，才有助于孩子成长。这对停止成长的成年人来说也一样。停止成长并不代表生长激素停止分泌。成年人的体内也会分泌生长激素，只不过因为生长板关起来了，所以才无法进行肉眼看得到的成长。对成年人来说，生长激素具有下面几项重要的功能。

1. 有助于消除疲劳

晚上10点到凌晨2点之间睡觉的人在最初90分钟内分泌出来的生长激素，扮演着消除疲劳的关键作用，如果错过这个黄金时段，那么不管睡得再多，对消除疲劳也不会有太大帮助。

2. 会使皮肤代谢变得活跃

"睡美容觉"这句话可不是随便说说。因为生长激素会深深影响皮肤的代谢过程，一整晚辗转难眠的人隔天马上能从脸色看出来。内在美的真谛，或许正是生长激素。

3. 对减重很有效

因为生长激素会促进脂肪代谢，所以生长激素分泌得越多，我们就会变得越苗条。

4. 会把短期记忆存储成长期记忆

从脑科学角度来看，开夜车是没有效率的方法。这样还不如在睡眠第一周期好好睡一觉。这样一来，体内会分泌出生长激素，短期记忆将会被存储为长期记忆。

▍在太阳下轻松地散步吧！

前文中已说过，有助于睡眠的激素是血清素和褪黑素。在白天时，光会照入视网膜合成血清素。到了晚上，储存在大脑里的血清素会合成褪黑素。

褪黑素是不可或缺的睡眠激素，它会通过抗氧化作用，去除白天时累积在我们体内的活性氧。这也是好好地睡一觉后，隔天早上起床时会觉得很清爽的原因。当我们睡着时，血清素的机能会下降，褪黑素会活跃地运作，并在凌晨2点左右达到高峰。等到天亮，褪黑素的机能渐渐变弱，血清素会取代褪黑素，渐渐活化。

血清素除了是褪黑素的原料，还扮演着其他各种角色。当人的本能被满足时，分泌出来的快感物质就是血清素。此外，它还会调节大脑，避免大脑做出极端的判断，并维持内稳态等。血清素就如同管弦乐团的指挥一样，是非常重要的激素。为了促进血清素产生，我们需要3种刺激——阳光、有节奏感的运动、简单的社交活动。

因此，在早晨的阳光下轻松地享受散步，最有助于产生血清素。另外，小孩和成年人的睡眠质量有差异也是这个原因。在白天的时候，小孩比大人更有机会暴露在阳光下，因此能合成充足的血清素。也因此，在晚上，更多血清素会被合成为褪黑激素，帮助取得深度睡眠。相反，常常在室内活动的成年人没有足够的机会合成血清素，所以失眠的概率比较高。为了预防失眠，我们要在白天的时候散步或和睦地参与聚会等，以便合成更多血清素。

如果有睡眠障碍

如果睡不着或无法拥有深度睡眠，那么你不仅要注意生活习惯，还需要更专业的治疗。

许多人会因为打呼噜而无法拥有深度睡眠。单纯的打呼噜本身就是个问题，如果同时患有睡眠呼吸暂停综合征，那问题就更严重了。睡眠呼吸暂停综合征很有可能会引起心律不齐等心血管疾病，因此一定要接受专业医生的诊疗。

现在，我们在家里能借助持续正压通气呼吸机，来打开睡觉时堵住的气管，从而在入睡后保持正常的呼吸。

有些人失眠时会服用安眠药，但安眠药只能在专业医生的诊疗后短期服用。有研究指出，安眠药只有让人提早十几分钟入睡、延长睡眠时间十几分钟的效果。也就是说，安眠药在一定程度上只是一种安慰剂。

也有人通过喝酒来助眠。在紧张或不安时喝一两杯没关系，但饮酒过量会打乱生物节律。如果长期服用安眠药或养成饮酒的习惯，这就属于成瘾，而不是在帮助入睡。睡不着的时候不如干脆静静地躺着。光是静静地躺着，就能消除70%的疲劳。

▍每90分钟休息一次

睡眠专家向失眠患者建议的治疗法中有一种午睡疗法。很多读者可能无法理解，如果午睡的话，那么晚上不是更睡不着吗?

然而，午睡是有医学根据的。我们的身体活动会以90分钟为一个周期画出上下波动的曲线。因此，认真活动了90分钟后最好休息一下。在这个休息时间段午睡，十分符合身体的生物节律。

中午睡一觉后，我们的脑袋会变得很清晰，仿佛一天内迎接了两次清爽的早晨，下午的工作效率也会和上午一样高。

失眠患者经常有"要是今天也睡不着该怎么办"的焦虑，因此睡意会更少，但午睡会帮助他们消除这种不安感。他们可能会因为"白天已经睡了一点了，所以没有关系"，或是"大不了明天午睡"而感到安心。这种心理上的安定感会让大脑从交感神经占优势的状态，变成副交感神经占优势的状态，进而促进睡眠。

一般人从躺下到入睡大约需要20分钟，但失眠患者会因为睡不着而翻来覆去。这时，由于默认网络激活的关系，失眠患者会因大脑中浮现各种想法而头痛。若是如此，我们可以通过正念冥想抑制默认网络活动。关于正念冥想，我会在"呼吸与冥想"一节仔细说明。

此外，我们也可以考虑采用哈佛大学睡眠门诊推荐的睡眠限制疗法，也就是直到有困意时再躺床上睡觉。或是采用故意延后睡觉时间、提升睡眠质量的睡眠计划法。

饮食与营养
候鸟不会累的原因

为了消除脑疲劳，正确的饮食习惯和营养摄取非常重要。规律、正确的饮食习惯是维持健康、消除脑疲劳不可或缺的要素。那么，哪些营养成分能消除脑疲劳呢？

从脑科学角度来看，疲劳指的是自主神经司令部的线粒体因为活性氧氧化而导致的大脑机能下降。那么，是不是只要吃去除活性氧的食物，就能从疲劳中恢复？实验结果显示，大部分食物虽然有助于消除身体器官的疲劳，但对消除脑疲劳却没有特别的效果。

在梶本修身教授的主导下，4所大学、18家企业对各种食材进行了研究，最终找到了对消除脑疲劳特别有效的食物，那就是鸡胸肉。

这个研究团队对23种广为人知的、有助于消除疲劳的食品进行了调查。调查结果发现，咪唑二肽的效果最佳。咪唑二肽显示出了减缓氧化压力、减少疲劳的功效。

让研究团队格外关注的，是飞行数千公里的候鸟。研究结果显示，让候鸟能不断振翅的胸部肌肉中含有大量的咪唑二肽，这种成分正是候鸟飞行数千公里也不累的抗疲劳成分。除了候鸟，在海里不停游泳的金枪鱼的尾巴也富含咪唑二肽。其他肉类、鱼类中也含有这种成分，不过含量很少。

为了持续减少大脑中的氧化压力，达到抗疲劳效果，至少要连续两周每天摄取200毫克咪唑二肽。而一天只要食用半块鸡胸肉，就能保证咪唑二肽的摄取量。虽然牛肉、猪肉等肉类中也含有咪唑二肽，但与鸡胸肉相比含量较少，必须吃很多才能达到200毫克。

咪唑二肽很耐热，因此不管是煎、煮、炸都可以，按照个人喜好烹饪富含咪唑二肽的食物即可。此外，因为咪唑二肽是水溶性成分，富含咪唑二肽的食物也很适合熬汤。不过长时间炖煮可能会使咪唑二肽变性，要稍微注意。

除了消除疲劳，咪唑二肽还有下面几个效果。

1. 防止老化

咪唑二肽能有效避免DNA因活性氧而受损，进而防止老化。根据女性服用咪唑二肽的实验结果，咪唑二肽惊人地抑制了活性氧的不良反应，使皮肤变年轻了。

2. 保护脑机能

某些失智症为异常蛋白质或糖基化终产物在大脑中累积，进而产生大量的活性氧所致。咪唑二肽会去除活性氧或异常蛋白质造成的毒素，从而保护脑细胞。

3. 提升运动能力

摄取咪唑二肽后运动的结果显示，运动能力得到了提升。

▌水溶性硅

硅是组成我们人体的组织和内脏的物质，肠、血管内壁、线粒体、骨骼等都与硅密切相关。硅会在这些重要的内脏受伤时修复细胞，并成为制造新细胞时的材料。此外，硅对抑制细菌繁殖、提高免疫力、预防生活方式病具有卓越的效果。基于硅卓越的能力，日本硅素医科学学会将硅做成了医用辅助治疗剂。

简单地说，硅会对人体产生以下影响：

1.具有排毒效果，能净化肠内环境，并预防肠氧化。

2.扮演防止微血管老化的关键角色。

3.活化随着年龄增大而萎缩的胸腺，提高免疫力。

4.修复受损的线粒体。不仅有助于恢复整个大脑的机能，也有助于治疗失智症和帕金森病。

5.会与胶原蛋白和钙共同起作用。因此，不仅能帮助我们拥有漂亮的肌肤，也有益于提高骨密度。

富含水溶性硅的食材有海藻、糙米、大麦、白萝卜、人参、蔬菜等。由于只靠日常生活饮食经常摄取不足，市面上便推出了含有水溶性硅的饮料产品。

▌柠檬酸

日本九州大学研究团队指出，柠檬酸也具有抗疲劳效果。只不过柠檬酸的机制与咪唑二肽不同。

如果细胞因为氧化压力而变得缺乏能量，导致疲劳累积，那么柠檬酸就会在线粒体内启动柠檬酸循环，重新制造能量，进而减轻脑疲劳。

如果要利用柠檬酸消除疲劳，那么一天只要摄取两个柠檬、两颗梅子、一大匙黑醋即可。

▌ 饮料

现在市面上有无数种饮料打着"对疲惫的身体和疲劳的大脑有益"的旗号。很多人在喝饮料后会获得短暂的清爽感，心情也会变好，感觉有力量涌上来，但这都只是短暂的兴奋效果而已。这些饮料反而会掩盖住累积的疲劳，引起更严重的问题。我们要尽量避免盲目饮用市面上各种来路不明的饮料。

▌ 光是细嚼慢咽，疲劳就会消失

仙村的每张餐桌上，都会放一个30分钟的沙漏。

这些沙漏的作用是向访客们强调"30·30·30饮食习惯"。

```
一天吃超过30种食物
一口嚼30次
一餐吃30分钟
```

只要好好咀嚼食物，食物就会和唾液搅拌均匀，从而更容易消化。

唾液里除了有淀粉酶等消化酶外，还有负责抗菌和免疫的过氧化物酶。过氧化物酶会去除引起疲劳的活性氧，使细胞维持健康。也就是说，光是细嚼慢咽就能减缓疲劳。

慢慢吃东西的习惯，对体重控制也有相当好的效果。

艾奥瓦大学研究团队的实验结果显示，咀嚼次数提升为1.5倍的实验组比照常咀嚼的对照组少摄取了9.5%的比萨。而咀嚼次数提升到2倍时，比萨摄取量甚至减少了14.8%。

刺激饱食中枢需要15～20分钟，吃得越快越容易吃太多正是这个原因。所以，我们能通过细嚼慢咽来控制食欲。

此外，请各位牢记，急着吃东西会使交感神经兴奋。我们可以在吃饭的时候交谈，在愉快的气氛下吃东西，来提高副交感神经的活跃程度。

运动
一点一点，慢慢地，持续运动

无论是大脑还是身体，谈到健康时，我们必须要全面地去探讨整个人体。同样，探讨脑疲劳时，当然不能不提到运动。

到目前为止，并没有研究指出某项运动特别有益于减缓脑疲劳。但是，鉴于运动和线粒体之间的关系，我认为：不勉强地持续运动有助于消除脑疲劳。

如果毫无计划地直接让身体舒舒服服地休息，那么我们的大脑会判断"看来已经不需要能量了"，这会使线粒体的机能下降，或使线粒体的数量减少。因此，我们应该要持续做轻度运动，维持线粒体机能健康。

以下是我基于仙村的经验得到的几个结论。

1. 会使心情变清爽的运动才是好的运动

周围的环境要舒适才行，在满是废气的市中心跑步并不适合消除脑疲劳。

2. 早上运动有益健康

早上有和煦的阳光、清新的空气，并且充满负离子，在这个时段，我们的身体会分泌出最多活性激素，比如血清素。

3. 平时就抽空运动

受脑疲劳之苦的人，大多是因为脑力劳动过重而疲惫不堪的人。因此，比起刻意空出时间运动，平时抽空运动会更有帮助。不搭自动扶梯，改走楼梯，上班时间有空就舒展身体，如果距离不远就走路而不开车……我们可以抽空做各种运动。

4. 做一些能慢慢活动身体的运动

为了消除脑疲劳而运动时，不能像锻炼身体一样运动。我们要适当地刺激大脑，让大脑感到清爽。过度运动只会加重脑疲劳。因此，瑜伽、太极拳等慢慢放松身体的运动比较适合消除脑疲劳，舒展身体也是一种好的运动。

但比起勉强运动，结束疲惫的工作后，早点回家休息对消除脑疲劳最有帮助。

呼吸与冥想
美国为什么会对正念狂热

呼吸是唯一能直接调整自主神经的方法。

如果交感神经兴奋，那么呼吸就会变浅、变急促。而为了攻击与防御，我们会自然而然地蜷缩身体。这时，肺会完全封闭起来，导致二氧化碳累积，最后引起氧化作用。

让我们想象一个人生气时的样子。这个人一定气喘吁吁，呼吸很急促，脉搏也很快。但问题在于，我们平常在无意识中就会这样呼吸。

在这种状态下，我们必须要让副交感神经占优势，身心才会变得舒服。我们可以挺直腰杆坐着，并安静地用嘴巴吐出又细又长的气。如果让下腹部像是要贴到背上一样，把身体里所有的杂质都吐出来的话，就会变成副交感神经占优势，那样我们就会变得很舒服。

吐完气后，让我们吸气吸到肚子凸出来。这时，我们要用鼻子慢慢地、轻轻地吸气。吸气时会变成交感神经占优势，因此自主神经会取得平衡。

这种呼吸过程与冥想呼吸法一样，能让交感神经兴奋时分泌的去甲肾上腺素停止分泌，内心就会变得舒服，大脑也会分泌出舒适激素血清素。

为了调节自主神经，我们先要采取正确的姿势。拳击选手比赛的时候，会把整个身体都缩起来，这是所有动物的本能，缩起身体才能有效地战斗。这个时候是交感神经占优势。

当一回合结束，拳击选手便会回到角落，垂下双臂，挺直腰杆。那个瞬间，大脑会变成副交感神经占优势的状态，停止分泌去甲肾上腺素，开始分泌血清素，切换成令人感到舒服的休息模式。

所有的冥想都强调姿势要端正就是这个原因。

近几年，世界各地慢慢地掀起了冥想热潮。冥想的传统悠久，从佛陀发现调节自身最有效的方法是安静冥想后，冥想就成了修道时不可或缺的一环。但是，冥想却没有普及到民间，一直到美国最近找到了与冥想效果有关的科学根据，才重新受到了瞩目。

冥想是经过证实的科学

各位是否听过过劳综合征？它是指一个人为了成功而疯狂工作，最后身心都变得疲惫不堪而失去干劲的状态。

美国的脑科学专家经过多方研究发现：冥想不是东方的神秘活动，而是经过证实的一门科学。正念冥想能把人们从过劳综合征中解救出来。它是消除脑疲劳最好的方法。

正念的效果

我们将利用冥想等的大脑休息法统称为正念。正念与我们早就开始做的传统呼吸法并没有太大的差异。只不过，美国运用了尖端的脑科学设备，用科学方法证明了正念的效果而已。

让我们来看看正念的效果中最值得瞩目的几项。

前面提过，默认网络的发现在脑科学领域是非常重要的事件。默认网络是一种我们静止不动时也会活动的神经回路，会消耗60%～80%的大脑能量。此外，再专注于工作的人，一天之中也有一半以上的能量被用在默认网络活动上。我们必须阻止能量被这样无谓地浪费，效果最好的方法就是正念。

正念冥想不仅能消除脑疲劳，还能让大脑变得不再疲惫。冥想的时候，整理大脑和内心的区域会变得活跃，压力激素皮质醇会减少。我们能借此锻炼出抗压性强的大脑。此外，我们可以通过神经反馈技术训练我们的大脑，使其成长。

正念的效果如下：

① 提高注意力。

② 提高情绪调整能力。

③ 使自我认知产生变化。

④ 改善免疫机能。

⑤ 让大脑取得休息。

⑥ 提升判断力。

⑦ 达到放松效果，帮助我们入睡。

⑧ 使人充满干劲。

⑨ 提高创造力。

⑩ 改善人际关系。

科学家们利用前面介绍过的脑成像技术，比较了冥想前后的变化。虽然结果因人而异，但大部分人冥想后注意力得到了提升，情绪波动明显下降，整个人变得更沉静了。

直到现在，还有脑科学实验在继续验证正念的效果。期待这些验证结果会给越来越忙碌的人类带来更大的助益。

正向重置
大脑会支配身体

日本认知科学家苫米地英人指出，身体会自行按照我们思考的方向变化，使身体恢复健康。这种现象被称为脑回路的正向重置。这个理论在脑科学界早已广为人知，但大部分人却对其抱持高度的怀疑。

如果确信"我很健康"，那么一个人变健康的概率会比较高。因为大脑会遵守恒定性法则往思考的方向活动。相反，如果老想着"我很虚弱"，那确实会更容易生病。这就是大脑拥有的神秘力量。因此，就算我们患病了，也一定要充满信心反复对自己说："我正在变健康，我马上就会恢复。"正向的自我确信与自我断定对康复非常重要。

说出来的话会成真

相信各位都听过心灵影像疗法。这个疗法意味着只要一直在头脑中想着明亮、健康、正向的画面，身体就会渐渐往那个方向前进。

来到仙村的人或多或少都有身体和心理方面的病痛，他们想让身心都远离被污染的都市生活，在大自然中休养。其实无论是在家里、医院还是山上，最重要的是自己抱持着什么样的心态。

来到仙村的很多人都认为："来这里真是太对了，这里好舒服。如果待一阵子，那么自己一定会恢复健康。"有这种正面想法的人，疗愈过程都相当顺利。相反，带着负面想法的人，疗愈的过程也都不太乐观。

相信各位曾听说一些癌症末期的患者到深山后，明明没有特别接受治疗，癌症却痊愈了。虽然人们都说这是奇迹，但从认知科学的角度来看，这并不奇怪。因为只要一直想着正向的事情，就会得到正向结果。我们有时可能会因为痛苦而说出"唉，要死了"这种软弱的话。这时候，我们只要再正向思考——"我这是怎么了？真不像是我会说出来的话。"——就可以了。

我在写作时经常会自言自语地说："我一定是天才。"只要这么一说，脑袋里就会突然浮现出好点子，文章也会写得更顺。积极正向的自我对话拥有将意识变得正向的力量。让我们每天都对自己说一句积极正面的话吧！

额叶调节能力
要懂得管理原始情感

　　额叶是大脑的总司令部。它不仅掌管智力、判断力、计划能力、推理能力、创造力，也统筹人类的情感、品性、名誉、信任、爱、自豪、自尊心等。因此，额叶非常重要，它还必须很敏感才行。

　　如果额叶老化，那么人也会跟着变老。有报告显示，人到了70岁，大脑容量会减少6%。如果不善加管理，那么额叶的损失率会高达29%。我们常看到退休的人突然变成一头白发，或是行动、想法变得十分迟缓，这些情况就是没有好好管理额叶导致的。在精神科，我们称这种症状为额叶综合征。

感受脑疲劳的区域在额叶的眶额叶皮层。侦测疲劳、思考解决方案的任务也都由额叶负责。此外，前面提到的掌管人类高级心理活动的默认网络、突显网络、中央执行网络的联合回路，也集中分布在额叶里。

接下来，让我们仔细了解如此重要的额叶究竟负责哪些事情。

首先，前额叶皮层范围很广，因此它如同下图所示，扮演着各种角色。

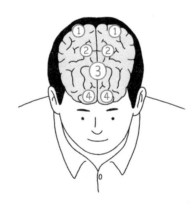

① 工作脑　② 转换脑　③ 共鸣脑　④ 学习脑

① 工作脑

工作脑会把新接收到的信息和过去累积的信息结合起来，让我们能马上做出判断并行动。受去甲肾上腺素的影响。

② 转换脑

会依状况改变目标或情绪，改变大脑的思考方向。受血清素的影响。

③ 共鸣脑

会看对方的表情或行为，察觉对方的情绪。也就是说，共鸣脑具有非语言沟通功能。受血清素的影响。

④ 学习脑

学习脑会期待得到恰当的回报。如果期待被满足，那么学习脑就会被激励，从而变得充满干劲，并更想去做某件事情。受多巴胺的影响。

如果下丘脑将"大脑很疲劳"的警告信号传递到眶额叶皮层，眶额叶皮层会采取恰当的应对措施，避免脑疲劳累积。这个时候，眶额叶皮层并不会单独去应对。它会和上面的各种脑一起综合信息后做出判断。举例来说，原本的情绪会从边缘系统的杏仁核出发。由于这种情绪还没有被过滤，因此它非常粗暴、原始，同时具有攻击性。如果直接以行动表现出来，那么一个不小心将有可能酿成大祸。

从杏仁核出发的原始情绪会沿着连接回路被送到眶额叶皮层。接下来，眶额叶皮层会向整个额叶咨询要怎么处理这种情绪，并决定要以什么方式表现出来。因此，有时大脑会选择无视或压抑感情，有时则会表达出来，但表现得较为柔和、理性。

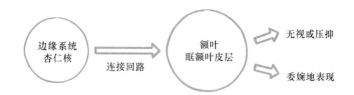

现实中的报复性驾驶，就是在怒火上来的瞬间，额叶没有调节杏仁核发送的信号，而是原原本本地表达出怒气的情况。在精神医学中，我们称之为冲动控制障碍。关于冲动控制机能，在孩子3岁前做出危险的行为时，如果父母怀着温暖的爱对孩子进行制止和教育，那么孩子的连接回路就会顺利形成。

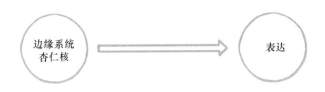

边缘系统
杏仁核 → 表达

但现在的很多妈妈更偏向于对孩子放任不管。有的人怕破坏了孩子的心情，或是刺激了孩子的心理，他们甚至都不会训斥孩子。这些没能培养克制能力的孩子在长大后，只要受到一点刺激，就会让情绪原原本本地爆发出来。最后他们会变得无法维持圆满的人际关系。

边缘系统宛如一头野兽，会遵循本能，只追求快乐。因此，理性的额叶必须要管理它。我们必须将边缘系统原始的感情或欲望，调整成人类该有的样子，升华为高层次的情感。但是，如果一味地压抑，那么只会使边缘系统和下丘脑负担过重，最后可能会导致杏仁核反抗。

请各位铭记，我们要好好管理大脑的总司令部额叶，从而轻松应对社会生活的各种情况。

疲劳控制能力
预防疲劳的9个原则

在脑疲劳累积或出问题之前，我们要事先积极预防。肌力变弱了可以通过运动增强，但脑神经一旦被破坏就无法复原。

无论是身体疲劳还是精神疲劳，疲劳的都是自主神经。随着年龄增长，自主神经的机能就会明显下降。若与十几岁时相比，40岁时的机能只会剩下1/2，60岁时的机能只会剩下1/4。其中，交感神经的机能会在人20多岁时快速下降，而副交感神经的机能则会在人40多岁时骤降。

人在60多岁时的肌力仅仅比20多岁时少了30%左右，

却很容易被察觉。自主神经机能明明下降得更严重，我们却不太容易察觉到这一点。这是因为我们年轻时的记忆或智力还在，我们误以为自己还年轻。

自主神经分布在与维系生命有关的全身器官里。因此，只要自主神经衰老，全身就会跟着老化。此外，虽然肌肉能在睡觉的时候获得休息，但大脑24小时都在不停运作，这就是为什么预防脑疲劳至关重要。

简单地说，我们要避免过度用脑，并让大脑感到舒适、愉快。为此，我们要考虑到自己的脑容量和能力，避免让疲劳累积。梶本修身教授将这种能力取名为疲劳控制能力。下面介绍9种能提升疲劳控制力的方法。

1. 花最少的力气处理信息

把信息输入大脑的时候，我们要尽可能只去整理、记忆那些一定要处理的信息。也就是说我们要花最少的力气有效率地挑出有用的信息，并迅速、正确地处理信息。

2. 习惯自上而下处理信息

自上而下的处理方式指先确认整体情况，再处理细节。相反地，自下而上的处理方式则是先从细节开始处理，之后再确认整体状况。就算上了年纪，我们也要培养自上而下处理问题的能力。此外，我们可以只输入自己需要的信息到大脑里，将大脑的负担降到最低。

3. 决定优先级

事件、事故不会按照顺序一件一件发生。以一天为例，有时我们的一天会非常平稳，没有特别的事情发生。有时候却会从早到晚出现很多突发状况，就像不断有地雷爆炸一样。像这样一下子爆出一堆事情时，我们的大脑也很有可能会跟着爆炸。因此，我们应该要决定优先级，先从重要的事情开始处理。

4. 培养元认知能力

元认知指的是高层次的认知。这是一种客观评估自己当下的知觉、思考、记忆等认知处理过程并加以控制的大脑活动。简单地说，我们可以称之为"对思考进行的思考"。

举例来说，马拉松选手在跑步的时候，不会只用一样的速度跑步。他们会一边观察自己的身体，一边调整速度。越是培养仔细观察自己的能力，就越能正确地察觉到自己在做什么，也就越能预防脑疲劳。

5. 缩短集中注意力的时间

前面说过，越是集中注意力，就越会使脑疲劳加重。但对忙碌的现代人来说，注意力是不可或缺的东西。这时，我们不要把注意力都集中在一个地方。我们要像在高处俯瞰一切般分配注意力。

当去看棒球赛时，我们就能发现，如果2秒内没有球丢过来，那么打击手就会离开击球区，他们集中注意力的时间意外的短。同样，比起只做一件事情，做多种事情也更有助于减少脑疲劳。

6. 培养空间认知能力

有研究结果显示，小时候常常玩积木、立体游戏或者在户外活动的孩子，长大后更不容易出现脑疲劳，这是因为他们从小就培养了空间认知能力。

7. 从一开始就隔绝不必要的信息

记忆容量是有限的。但是，一旦信息被输入大脑里，它就会变得很难删除。因此，在竖起天线取得与目的相关的信息后，只输入需要的信息到大脑里，对大脑比较有益。

8. 用60%的力气取得70%的结果

用100%的努力换得100%的结果，这种想法很理想，可现实并非如此。如果用尽全力，那么大脑会承受不住。我们要留下力气，明天才能表现得跟今天一样好，效率也会更高。

9. 禁止让情绪爆发

情绪爆发有两种情况：第一，因忍无可忍而爆发；第二，为了强烈地传达自己的想法。

无论是哪种情况，吃亏的都是自己。如果是第一种情况，那么人们可能认为这个人的性格有问题，于是无视这个人。如果是第二种情况，那么这样做不仅传达不了自己的想法，还会让对方心情不好。

自主神经训练
培养复原力

现代人错误的生活习惯导致的自主神经机能下降，是非常严重的问题。

随着科学文明日益发达，我们的自主神经机能正在明显下降。冷的时候可以开暖气，热的时候可以吹冷风，所以本来负责调节体温的自主神经会变得无事可做。如果这种状态持续下去，汗腺机能也会退化，我们会变得连短暂的寒冷或炎热都无法忍受，还会很容易就感冒或中暑。到最后，抗压能力会变得非常弱。

此外，随着交通工具的进步，我们变得不需要走路、不再气喘吁吁，自主神经也就不太需要调整心跳或呼吸。如果持续下去，那么我们最终可能面临自主神经退化的紧急状况。

有人会问，如果自主神经不需要工作，那么我们就不再需要使用交感神经，大脑不就会变得更轻松吗？

各位必须要注意，压力引起的交感神经兴奋，与正常的交感神经占优势的情况是截然不同的。

举例来说，身体在运动时感受到的压力，与上司斥责我们时感受到的压力，是截然不同的。运动完后，身体会放松，心情会变舒畅，交感神经会一下子就舒缓下来，变成副交感神经占优势的状态。这时身体虽然很累，心情却会变得很好。对大脑来说，它取得了优质的休息。

相反，如果被训斥了，就算回到座位，脑袋里也一直都会想那件事情。最后，交感神经兴奋的状态会一直持续，副交感神经也因此无法活跃。问题就出在这里。

最根本的解决之道是强化自主神经的机能，培养抗压性。我们不能仅满足于调节和平衡自主神经，而是必须锻炼、强化自主神经，使复原力变强。复原力又被称为抵抗力，指自主神经在遇到不利的状况后恢复到平衡状态的能力。虽然比锻炼肌力困难，但只要在平常持续实践下面的几个诀窍，就不会有太大的困难。

1. 非常轻微地活动身体

让我们不停地活动身体吧！就算是坐下、起立这种日常生活中小小的动作，都能让自主神经有反应。我们的心跳会加快，呼吸和血压会加速上升，为了调整这些变化，自主神经就会运作。

但如果身体停止活动，那么自主神经就会变得安静，自主神经的机能就会停止活化，我们会进入自动调整状态。如果这种状态长时间持续下去，那么自主神经就会因为没有受到刺激而运作效率变低。自主神经的机能会随着年龄增长下降，也是因为年纪大了，活动量变得更少了。因此，让我们跟着下面的建议，试着改变日常吧。

第一，就算是坐着做事，也要尽量活动身体。改变坐姿、伸懒腰、上下左右转动脖子、举起腿或踮起脚尖后放下、弯下腰后把腰伸直等，光是这些轻微的动作，就能让僵硬的身体稍微变得柔软，就能锻炼自主神经，心情也会变得舒畅。

第二，做家务的时候故意做得没有效率。"轻松、迅速、有效率！"这是现今社会强调的生活方式。但是，一味追求便利和高效却会危害我们的健康。尤其要尽可能避免摄取一些包装食品。包装食品不仅食材不健康，而且因为不需要活动身体，会使自主神经的机能下降。让我们用双手亲自做顿饭吧！用手清洗食材、备菜、烹饪的过程虽然效率不高，但能强化自主神经。

第三，读书的时候，可以学以前的学生念出来。以前在私塾读书的学生们会一边念书，一边左右摇晃身体，他们会用五感去读书。虽然与现代人安静地坐在座位上，只用眼睛迅速阅读的读书习惯相比，这种读书方法效率比较低，但这种方法却能有效地锻炼自主神经。

第四，碰到楼梯要觉得高兴。如今，只要按下电梯按钮就能轻松上楼，非常方便。但这却会阻止我们活动身体。爬楼梯是日常生活中最棒的运动，能让腿和肺都变得健壮。此外，爬楼梯时会不自觉深呼吸，所以这很适合用来锻炼自主神经。

第五，一边走路，一边像慢跑一样轻轻地晃动整个身体，这样做的效果会比单纯走路的效果更好。

第六，坐在书桌前做事时，每30分钟起立、坐下一次。如果30分钟以上维持同一个姿势，那么自主神经就会跟着维持安静状态。因此，我们需要每30分钟站起来一次，伸伸懒腰或舒展身体等，让身体轻微地活动。

2. 细嚼慢咽

当交感神经占优势时，副交感神经并非停止运作。反过来也一样。

虽然吃饭的时候是副交感神经占优势，但交感神经也在运作。细嚼慢咽、品尝食物时是副交感神经占优势，做咀嚼动作时则是交感神经占优势。但如果这个时候一边看电视或手机，一边吃饭，交感神经就会兴奋，而两种神经之间微妙的平衡就会被打破，最后会妨碍原本的目的——吃饭。因此，我们吃饭的时候，要尽量细嚼慢咽，并和家人或朋友聊开心的事情，享受副交感神经占优势的用餐时光。

此外，我们可以尽量避免刺激交感神经的食物。例如：

咖喱里的辣椒素会刺激交感神经；

泡菜里也有很多辣椒素；

柠檬是广为人知的交感神经兴奋剂；

咖啡中的咖啡因会使交感神经兴奋；

碳酸饮料的气泡感会刺激交感神经。

3. 穿得薄一点

自主神经会根据外部的温度变化调节体温。如果天气变冷，那么交感神经就会占优势，自主神经会被刺激而提高体温。但如果穿得较厚，就算自主神经不调节，体温也会得到维持，自主神经的调节能力就会下降。因此，就算天气很冷，为了健康，我们也要避免穿太厚的衣服。我们可以多穿几件薄衣服，并视情况穿脱。

相反，如果夏天在冷气里待太久，那么本应流汗的汗腺会变得无事可做，自主神经的机能也会因此下降。热的时候要让身体流汗，才有助于锻炼自主神经。

4. 泡10分钟半身浴

如果泡41度的热水，那么交感神经会因为热气而变得兴奋。泡热水10分钟左右，就能得到做轻度运动20分钟左右的效果。虽然我们身体内部的体温不会立刻上升，但随着皮肤的温度上升，将会达到血管扩张、血液循环变快、心跳加速等锻炼自主神经的效果。

5. 舒展身体

早上起床时，坐在办公室时，或者结束疲惫的一天躺上床时，我们都会无意识地舒展身体，让僵硬的身体放松。也就是说，我们的大脑会自动下达命令给身体。如果有意识地舒展身体久一点，就会刺激到交感神经，达到锻炼的效果。

6. 通过运动锻炼自主神经

如果做缓和的有氧运动，同时进行轻度的肌肉锻炼，就会使锻炼效果加倍。推荐读者做下面两种运动：

第一种运动是"走路333"。重复"快走3分钟，慢走3分钟，再快走3分钟"这套动作，自主神经会针对各个动作反复调整，因此具有极佳的锻炼效果。

第二种运动是"锻炼肌肉"。无氧运动会刺激分布于肌肉的自主神经，同时刺激脑部的自主神经中枢。深蹲、腹肌运动、俯卧撑等效果都很不错。但是要避免勉强自己锻炼到感觉疲惫的程度，这会超出锻炼范围。除非是有什么特别目的，不然过度锻炼对我们并无益处。

第5章

100%

———— 打造不会疲劳的
身体与大脑

我设立仙村的初衷，是活用山里所拥有的自然疗愈力。我想要把没有受到污染的自然疗愈力当作礼物，送给因五感封闭而不断累积疲劳的都市人。

疗愈到大脑的深处

我每天早上都会带着瑜伽垫走入森林。

我会在溪水旁的宽岩石上铺好垫子，然后坐在上面与大自然一起呼吸。我也会躺着凝望天空，并深情地与树木对话。只要那么做，我的身体和内心就会在不知不觉间沉浸在整个宇宙里，并觉得自己与自然融为了一体。

让人感到神奇的是，在仙村最有人气的疗程就是早晨的自然体验。也就是说，大自然是一个无论待多久都不会令我们觉得枯燥乏味的世外桃源。

我从小就很喜欢山，只要一有空我就会爬上后山，一边俯瞰村子，一边幻想各种事情，那让我觉得非常有趣。

我到现在都还记得大学的时候，每到寒暑假自己都会去海印寺弘济庵。深山里凉爽的夜晚充分抚平了我年轻彷徨的灵魂。后来，我去了耶鲁大学留学，闲暇时间常常去印第安人的村落，因为他们的自然崇拜思想令我深受感动。后来我在仙村里建了印第安式密室。这是一种印第安人升起营火、共享食物的场所，他们在这里分享自己的事情，度过美好的时光。

成为以救人为业的医生后，经过多年学习和验证，我几乎确信："答案就在山里。"

我深深体验到了大自然伟大的疗愈力，并下定决心从现代医学角度探讨这种疗愈力。我将这个课题作为我独有的健康哲学，并倾注了大量心力进行研究。

我发现只要投入大自然的怀抱，我们的内心就会变得很舒服，我们就会自然而然被疗愈。

▎在第四次工业革命时代，大脑将会变得更疲劳

我在前文中提到，令人惊叹又害怕的第四次工业革命时代正在向我们逼近。本来只在科幻电影里才会出现的神

奇场面，正在我们的眼前逐步成为现实。

不少人正在欢呼第四次工业革命的到来，因为这些人相信最尖端的科技将会造福人类。但我仍忘不了天才围棋手柯洁败给AI软件AlphaGo后流下眼泪的场面。因为在我看来，那是人类对未来社会感到恐惧的泪水。在越来越像神的计算机面前，人类该何去何从？越是深入去想，我越觉得心惊胆战。

在德国等一些发达国家，早就已经有不少大型工厂只靠着几名员工在运作了。这种趋势会越来越严重，有人预测最终有80%的职业会消失。而且不是在几百年后，这是在几十年之后就会发生的事，是我们马上要面临的现实。

那么，我们能做的工作还剩下什么？

或许是那些需要用到人类特有的感情和思想的、计算机无法取代的工作。因此，负责调整情绪、感性思维的额叶当会变得越来越重要。

问题是，在第四次工业革命时代，社会将变得十分复杂，脑疲劳一定会随着额叶的重要性上升而加重。在多次往返于首尔和仙村后，我得到了一个结论：

"能解决第四次工业革命时代脑疲劳问题的方案就在

大自然中。"

▎为什么是绿色

感性生活始于让五感觉得舒服的刺激物。但是，都市生活会使我们本来打开的五感封闭起来。感性的副交感神经会不再活跃，我们会渐渐陷入交感神经占优势的生活里。拥挤的交通、废气、喇叭声、悬浮微粒、生活噪声、无差别暴力事件、谋杀，数以百计的负面环境因素会使我们的大脑变得疲惫不堪。

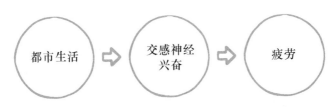

解决方案就是离开市中心，回到山里，回到大自然里。

有一名日本学者，曾使用过一个非常好的词——五感力。印度传统医学阿育吠陀也强调五感平衡是维持健康的前提。只要进到山里，五感就会自动运作。由于看到的、听到的、感受到的是青翠的颜色、生机勃勃的森林、幽香、鸟鸣、水声、风声，习惯了灰色水泥大厦里的五感自然而然会全然敞开。

那触觉会变得如何呢？如果我们坐在泥土上，就会像被母亲抱在怀里一样，内心变得舒服无比，回归自然的本能就会被唤醒。

那么，嗅觉呢？只要回到山里，青草绿叶的香气就会扑面而来。东京神经科学研究所的研究结果显示，在无数的香气中，只有绿叶或青草的香气具有抗疲劳效果。

从干净的溪涧喝一口水，便能滋润在市中心变得疲惫的心。眼睛、鼻子、嘴巴、耳朵、皮肤都因感受到山里清新的空气而得到了充分的放松，连带着大脑也被疗愈了。"住进山里后治好了癌症"并不是凭空传出来的。据了解，住在有茂密树木的深山里会让人多分泌血清素。此外，自主神经在身处大自然时会维持最安定的状态。

没有树长得一模一样，但是这些树却会一起达到名为"森林"的和谐状态，学者们称之为"1/f波动"。通过五感去感受这种和谐状态时，人类会觉得最舒服，自主神经也会变得很舒服。

调节自主神经的魔咒

前文中数次提过，为了消除脑疲劳并保证旺盛的生命活动，我们必须让自主神经达到平衡与和谐。

看看我们现如今的生活吧：早上还没睡饱就要起床；早餐也是马马虎虎地吃下肚；在公司，为了缓解因为工作和人际关系而产生的压力，我们严重依赖咖啡和香烟；时不时就要加班；晚上下班后为了解压而过量饮酒……

因此，我们正在日复一日过着极度不规律的生活，自主神经的平衡会被打乱，全身会因此出现异常。

问题是，自主神经不会按照我们的意志或命令行动，它只会在受到外部刺激后自动做出反应。如果照到明亮的光，那么交感神经就会使瞳孔放大；如果感受到压力，那么交感神经就会使心跳加速、血压上升；如果光线变暗，那么副交感神经就会使瞳孔缩小；如果觉得舒服，那么副交感神经就会使心跳变慢、血管舒张、血压下降。

因此，为了调节自主神经，特别是交感神经，我们必须使用间接的方法。

▎身为精神科医生想说的话

为了调整占优势的交感神经，最重要的原则只有一个，那就是"慢慢地"生活。

在现代社会，忙碌已经变成生活常态，整个社会都在催促我们加快脚步，要是稍微慢了一点，就有可能会出问题。交通信号刚变，我们就必须马上发动车子，要是慢个几秒，后面的车就会按喇叭。这还不算什么，要是遇到急性子的驾驶人，对方可能会拦住我们的去路并大吵大闹。

我们就是这样在一刻都不能松懈的社会环境里度过每一天，并为了工作效率不断牺牲自我。

但是，这种生活方式一定要改变。不管工作再怎么忙，我们都要记得按下暂停键，一边深呼吸，一边反复地告诉自己："慢慢来，慢慢来。"

只有这样，我们眼中一片混乱的世界才会变得有秩序。我们缩小的视野会重新变大，并可能萌发层出不穷的新点子。如果只执着于眼前的事、死抓着不放，除了身心会出问题外，创造力也会严重下降。

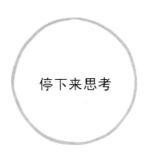

停下来思考

作为精神科医生，我想拜托各位稍微从容一点吧。慢慢地走，反而能更快抵达目的地。

血清素-催产素效应

血清素会在欲望被满足的时候分泌出来，使我们感到幸福。因此，它又被称为幸福激素。此外，催产素是用于促进孕妇分娩，并且会在母爱散发时分泌出来的激素。但最近有研究指出，只要我们的心中对对方充满爱，我们就会分泌出催产素。也就是说，催产素是爱的激素。

血清素是属于个人的事，而催产素必须要有对象才会被分泌出来。但在日常生活中，我们没必要刻意把这两种激素分开来思考，当这两种激素一起发挥作用时，效果会加倍。

"让我们在早晨的阳光下，牵着爱人的手，散步30分钟吧。"这句话里包含了阳光、走路、简单的社交与身体接触等促进血清素和催产素产生的条件。各位想象一下，当我们在早晨温暖的阳光下，在安静的乡间小路上牵着爱人的手散步时，是不是会心情无比舒畅呢？作为脑疲劳消除剂，没有其他任何活动的效果，比得上像这样开始新的一天了。

▎最棒的脑疲劳消除剂

根据生活经验，我们都知道只要真心感恩或深受感动，自然而然就能感到幸福和爱。

让我们想象一下与许久不见的爱人热烈拥抱的情境。在我们感受彼此温暖的体温、深情地交换眼神时，彼此会在心里诉说无数句关于感恩和感动的话语。

"能跟你在一起，我真高兴。"

"见到你，我的心变得好舒畅。"

"谢谢你这么忙还抽出时间来见我。"

感恩和感动会使人的内心充满幸福和爱。好好去想想一颗苹果成熟需要多少汗水和辛劳，我们就可能对果农们心生感激。凡事心存感激的人，在所有层面都会很从容，并且会被身边的人尊敬。最重要的是，这样的人会感谢自己并且被自己感动，所以他们的心里会很轻松，不会有脑疲劳累积。相反，如果心里充满抱怨和不满，那么只会滋生嫌恶感而已。

压力理论之父汉斯·塞利（Hans Selye）在讨论怎样在压力时代生存时指出，秘诀是感恩。如果说压力是导致脑疲劳的最大原因，那么感恩和感动便是消除压力与脑疲劳最好的药剂，也是预防脑疲劳的最佳良药。

▋感动的力量很强大

当看到炫目的夕阳或高挂在夜空的星星时，我们会觉得感动；当看到破石而出的小野花时，我们会觉得感动；当看到孩子用小手歪七扭八地写着"爸爸、妈妈，加油！"时，我们会热泪盈眶。有的人在读过某本小说、看过某部电影或听过某人的演讲后会深受感动，其人生和命运也因此改变。这些小小的感动都会变成我们生活下去的动力。

淡淡的感动会带给我们度过一天的力量，而满溢的感动有时会改变一个人的人生。有研究显示，感动的疗愈效果比大笑治疗法强6倍。也就是说，感动的效果在科学上也得到了证实。

即便是一样的经历，有人会感动到流泪，有人却没受到太大触动。如果这世界上没有能让你感动的事物，那么你的人生可能会相当枯燥乏味，没罹患抑郁症已经是万幸了。感动缺失者必须先改掉负面的性格，才能拥有惬意的人生。

如何成为感动别人的英雄

让我们成为感动别人的英雄吧！当对方因我们而受到感动时，我们自己也会感到幸福。

这并不是要各位在奥运会上拿到金牌，只要是真实、善良、美丽的人和物，终会有感动别人的时候。就算只是一份突如其来的小礼物，也能感动他人。

所以，每个人都做得到。

光是展现出真实的自我、努力度过每一天的样子，就能给身边的人带来感动。在下班回家的路上买一朵玫瑰给妻子，而不是带着一脸倦容，也能为对方制造一份小小的感动。

但是，现在的我们却过于缺乏这项重要的修养。活在现代社会的我们基本不缺任何东西，但幸福指数和生活质量却几乎降到谷底。我们的研究人员得出了这样的结论：我们不缺乏幸福，而是缺乏感恩和感动。这也与脑疲劳有直接关系。

大脑喜欢的40种感性之旅

　　针对那些很难被感动的读者，本节将介绍几种方法，以便提高各位的感性指数，进而消除脑疲劳。在提升感性指数之前，我们要先做一件事，那就是检测自己的感性指数。让我们利用下面的感性指数评分表，慢慢地自我检测。请各位以过去一年为基准，为下面的40个问题打分，并把分数加起来。"几乎没有"计0分，"一两次"计1分，"三次以上"计2分。虽然40个问题有点多，但这个测验有助于自我评估感性敏感度。

感性指数评分表

1　搭过观光巴士吗?

2　去过传统市场吗?

3　刻意走在凌晨4点的街道上过吗?

4　有什么事会让你在早上睁开眼睛时怦然心动吗?

5　骑过脚踏车吗?

6　看完表演后,会去咖啡厅或酒馆吗?

7　去过深夜电影院吗?

8　看过马戏团表演吗?

9　刻意独自出门散过步吗?

10　有没有一个地方,能让你陶醉于只属于自己的魅力?

11　随便对某个人笑过吗?

几乎没有　一两次　三次以上

12　会坐在公园板凳上喝咖啡或吃盒饭吗？

13　与陌生人打过招呼吗？

14　全心感受过四季的风情吗？

15　为了看夕阳而去过山上或海边吗？

16　和很久不见的人拥抱过吗？

17　一边踏着落叶，一边陷入沉思过吗？

18　故意在陌生的地铁站下过车吗？

19　故意走其他的路上下班过吗？

20　有陶醉在大自然中浑然忘我的经验吗？

21　精心打扮过吗？

22　送过别人充满农家风情的礼物吗？

几乎没有　一两次　三次以上

		几乎没有	一两次	三次以上
23	买过花吗？			
24	去过山上或森林里吗？			
25	有过历史遗迹之旅或文化之旅吗？			
26	读过或听过与职业无关的书或演讲吗？			
27	不自觉地大喊过"我的人生好精彩！"吗？			
28	屏息听过虫鸣声吗？			
29	故意淋着雨走在路上过吗？			
30	因为感动而流过泪吗？			
31	走在田野上过吗？			
32	赤脚走过路吗？			
33	去过回忆中的某个地方吗？			
34	在营火前通宵过吗？			

几乎没有　一两次　三次以上

		几乎没有	一两次	三次以上
35	有过说走就走的旅行吗？			
36	和花与树木对话过吗？			
37	在山坡上吹过风吗？			
38	在果园里或瓜棚下吃过水果吗？			
39	毫无计划地搭过乡村公交车吗？			
40	在月光下散过步吗？			

感性指数结果		
0~10分	活着的意义是什么
11~20分	令人感到窒息
21~30分	好枯燥好乏味
31~40分	再充满激情一点
41~50分	真令人羡慕
51~60分	人生过得好精彩
61~70分	试着写诗看看吧
71~80分	太过于感性也是一个问题

▎脑科学中感性之旅的效果

过去来到仙村的访客的平均分数为男生23分，女生27分，这令我很吃惊。难道我们已经如此缺乏感性了吗？

各位的每一天过得如何呢？会觉得活着很无趣吗？会因为每天都在重复同样的生活而感到倦怠吗？会抱怨人生索然无味吗？

不少人都说，人生里没有令自己期待或怦然心动的人和物，活着根本没有乐趣。因此，他们经常草草结束工作，无聊地度过一天。

但在前面讨论默认网络的时候我就提过了，就算是无聊地呆坐着任时间流逝，也一样会消耗大脑能量。脑力劳动者们总说不做事比工作更累，就是这个原因。对这种类型的人来说，让他们适度地做事反而是最好的休息，比如整理庭院、打扫房间。只要是做不过度用脑或过于劳累的事都可以。

我在此提到的感性之旅，是指稍微脱离了无趣日常的事物，因为些许兴奋与新体验都是大脑喜欢的。

在脑科学中，感性之旅具有的效果如下：

① 给枯燥乏味的日常带来些许刺激；

② 制造令人舒畅的刺激，使大脑分泌出血清素，让我们因此感到幸福；

③ 抑制默认网络的活动，减少大脑能量的浪费，消除脑疲劳与身体疲劳；

④ 自然而然地集中注意力，从而得到放松的效果；

⑤ 交感神经和副交感神经会达到适度的平衡；

⑥ 具有极佳的自主神经锻炼效果。

践行感性之旅的时候要尽量集中精神，这样才能更有效地享受旅行，也有益于消除脑疲劳。不过，更重要的是不要勉强自己去做不愿意做的事或不适合自己的事，勉强自己只会带来反效果。

接下来要讲述的内容，基于我自己多年的经验。希望各位能通过下面的内容，提升感性指数，并为枯燥乏味的人生注入温暖。

现在开始，和我一起展开一场感性之旅吧！

1. 搭过观光巴士吗？

在首尔，我们可以在光化门和免税店前面搭观光巴士。巴士会绕遍每一个我们没去过的观光胜地。如果发现喜欢的地方，那么我们可以下车游玩，接着再搭之后的班次。除了市内，巴士还会通到近郊。长期生活在市区的人，可以借此享受难以接触的郊外空气和秀丽的景色，以及感受季节的变化。

巴士上有很多外国观光客。如果幸运的话，那么我们还可以交到一个外国朋友。

亲切的解说员不仅会解说观光胜地，还会介绍关于这座城市的各种知识。我们会在不知不觉中发现，原来我们居住的城市如此美丽，有这么了不起的历史与文化。

因此，搭乘观光巴士不仅有助于培养感性，还能带给我们知性方面的刺激和满足感，这就足以称得上是大丰收了。

2. 去过传统市场吗？

很少有地方像传统市场，比如小吃街、菜市场、夜市这么有趣。在这里，我们眼睛里充斥着各式各样的商品，耳朵里听到的是各种小商贩的叫卖声，充分感受着人间烟火气。

在传统市场，即使不刻意买东西，光是试吃就能吃到饱。绿豆煎饼、刀削面、大酱汤既便宜又丰盛，还充满了老板娘的诚意。即使看到汗水落入汤碗，我都会不自觉地想："活着真是件有声有色的事。"那份诚意与高级餐厅里毕恭毕敬地向客人打招呼的礼仪是截然不同的。简单地说，传统市场里充满了人情味。因此，传统市场被选为对外国人来说最有人气的观光路线。

最近，有越来越多的年轻人在传统市场开肉铺、餐厅、蔬果店等。因为是由年轻人经营，店面既新颖又干净，也充满了活力。如果大家不喜欢传统市场的脏乱，那么我建议各位去年轻人经营的店里看看。

经老奶奶之手的香味和年轻人创新出来的味道绝妙地融为一体，为传统市场增添了活力，给每一颗干枯的心送去一阵暖风。

3. 刻意走在凌晨4点的街道上过吗？

各位不妨去凌晨4点的街道上看看，同样的一条路会变得截然不同。在凌晨的街道上，光是空气就跟平时不一样，一切都新鲜又舒爽。因为人们都还在熟睡，我们将沉浸于一个人阔步走在马路上的氛围。这氛围与早晚上下班匆忙走过的路的氛围全然不同。四周宁静无比，独自一人揭开凌晨序幕的心情，会使我们感到相当痛快。我们似乎自己一个人在引领这个世界，不，是引领整个宇宙。

高挂天际的月亮正在消失，深深地吸一口气吧！把全宇宙吸入胸口深处吧，通过呼吸和宇宙相互感应吧！接下来，让我们盛大地揭开早晨的序幕。

4. 有什么事会让你在早上睁开眼睛时怦然心动吗？

这个问题是哈佛大学"幸福指数调查问卷"上的第一个问题，这代表人生中有令人怦然心动的事至关重要。所以，我也想问各位相同的问题。

要是每天睁开眼睛时，迎接我们的是毫无意义的日常，不论是谁都可能完全不想起床。但要是醒来就有令我们期待不已的事情，我们一定会迅速起身。在那个瞬间，我们的大脑中会充满血清素、催产素、多巴胺等让人舒适的激素。

当然，就算没有这种兴奋不已的事情，我们也可以想想今天能吃到朋友亲手做的饼干，然后开心地迎接新的一天。若以我为例，刚买的书就会使我怦然心动，有书陪伴的一天是最幸福的。

爱人之间的情感、朋友之间的情谊都会使我们心跳不已。或者，打折买回来的衬衫穿起来会怎样呢？不管是小事还是大事，让我们每天想出一件会使我们怦然心动的事吧！这样我们才能感受到活着的喜悦。

5. 骑过脚踏车吗？

如果不会骑脚踏车，那么请你一定要学学看。跌倒几次后就能自己骑着脚踏车前进，疼痛根本不算什么。如果连这种程度的冒险都不尝试，以后要怎么度过人生呢？

兴高采烈地奔驰时，我们会觉得凉爽、畅快。但学骑脚踏车的过程更刺激、更有趣。当我们能自己骑脚踏车而不摔倒，并且能自如地操纵脚踏车时，我们一定会为自己拍手叫好。

人生的路没什么特别的，就是将这些小小的成就感一点点累积，并且兴高采烈地在成功的人生轨道上向前迈进。挑战和成功难免会伴随着些许痛苦，从脑科学的角度解释的话，那就是我们的大脑喜欢轻微的刺激和紧张感，过程越是辛苦、疼痛，成功时感受到的喜悦就会越多。

6. 看完表演后，会去咖啡厅或酒馆吗？

无论是戏剧还是音乐，看完表演后，我们都可以走进转角的咖啡厅，喝一杯散发着香味的咖啡。也可以走进无意间路过的一家气氛不错的酒吧，喝一杯鸡尾酒。若和同行的人相对而坐，就会自然而然地讨论起刚刚的表演。

观看表演时抱持的疑问，会在我们分享感受的过程中得到答案。有时候，明明看了一样的表演，却会解读得完全不同。这是因为大脑不会原原本本地记住事实，而是会根据我们的感情状态进行加工，最终存储为不一样的记忆。

"如果我是导演，那么我一定会这样表现人物……""如果是我，那么我可能会稍微改变那个场面的构图。"有时候，我们会在交谈中想到奇特、新颖的点子；也有时候，我们会跳到莫名其妙的话题。这就是所谓的创意。创意，是在接触到各式各样的东西，与不同的人交谈，从各种角度去看、去碰撞时会产生的东西。

7. 去过深夜电影院吗？

在假日或周末去深夜电影院约会别有一番趣味。首先，因为人不多，所以能专心看电影。而且，说不定能碰到意想不到的好电影。

如果要鉴赏一部好电影，那么还是自己一个人深夜去看更合适。因为深夜电影的内容大多比较沉重、严肃，需要深入思考和回味。

当走出电影院时，我们会觉得外面的气氛和平时截然不同。深夜容易令人陷入深思。我们既可以开车，也可以一个人悠哉地一边思索一边漫步。大脑总是喜欢新的、神奇的、非日常的东西，因此偶尔需要另类的刺激。让我们一个人走在深夜的街道上，沉浸在冥想的氛围里吧！

8. 看过马戏团表演吗？

我们看马戏团表演最大的原因，是享受刺激。当那些令人捏一把冷汗的危险杂技展现在我们眼前时，我们会不自觉屏住呼吸。表演安然结束的那个瞬间，大家都会"呼"地松一口气。这是一种令人感到愉快的压力。专家们称这种压力为"好压力"，并指出还有与其相反的"坏压力"。

人类的大脑具有两面性，一方面追求安全，另一方面寻求冒险。在位于郊区的老旧帐篷里上演的马戏团表演，就宛如人生的悲欢离合，会令人沉浸在感伤之中。除了看马戏团表演，不少人会享受赛车、高空弹跳、跳伞等极限运动。此外，为了刺激人类的冒险心理，电影中会加入刺激和悬疑要素。

9. 刻意独自出门散过步吗？

我们总是嘴上说着很厌烦，却又反复做同一件事，那就是在室内打转。很多人呆呆地坐在办公室，很少刻意抽空去散步。在现实中，我们很难在公园里看到有年轻人呆坐着或呆站着。

如果什么都不做，任时间流逝，那么我们往往就会有罪恶感，一定要做些什么才会安心。现在的人似乎很习惯埋头于工作，他们认为这样做才会被周围的人信任、肯定。这是过去半个世纪以来，工薪族普遍拥有的想法。

但从现在起，我们需要有安静思考的时间。在未来，我们要利用只属于我们的实力、点子、知识来创造出东西。一味努力并不是最好的方法，因为大脑是需要休息的。此外，要想出新的点子，就需要只属于自己的安静时间。默认网络也要适当地活动，我们才更容易想出新的点子。

没有停下来思考，就不会有创意。

10. 有没有一个地方，能让你陶醉于只属于自己的魅力？

只要到了那个地方，心里就会变得舒服，心情也会变好。我们会没来由地志得意满，觉得此时的自己很帅气、很有格调。在那个地方，头痛的事会被抛到九霄云外，大脑会切换成全亮模式，新的力量会涌出来。我们会变得与职场上无精打采、兴致不高的自己截然不同。

各位是否有这样的地方呢？如果没有，建议你为自己找一个。不管是咖啡厅还是酒馆，甚至是附近公园的长椅都可以。

当然，寻找的时候最好是自己一个人。如果再贪心一点，那么可以待一晚再回家。那个地方能让我们悠哉地享受只属于自己的时间，让我们的身心都能好好休息。借用近几年的说法，那个地方就是能疗愈身心的地方。如果是深山，而且又有清澈的溪水，那就再好不过了。若能在世界上找到这样的地方，对各位来说，将会是很大的慰藉与祝福。

11. 随便对某个人笑过吗？

各位可能会觉得：随便对不认识的人笑，是不是疯了？这绝对不是件简单的事，对于含蓄的韩国人来说更是如此。韩国人很少笑，反倒是常常一脸怒气或面无表情。有人甚至会轻视爱笑的人。

但只要笑，就可能会有出乎意料的幸运找上门。有句俗语叫"伸手不打笑脸人"，我们身边偶尔有随时都面带微笑的人，我们往往会对那类人产生好感，人们也往往会聚集到那个人身边。至少还没有谁因为爱笑而吃亏。

日本有著名的"日式笑容"，日本人并不一定在有好事发生时才会笑，他们认为辛苦的时候也保持微笑是一种美德。

韩国妈妈最常对孩子说的话是"去读书"，而日本妈妈则常常对孩子说："不要忘了微笑。"

虽然有人会对面带笑容的人冷嘲热讽，但还没有谁因为看到别人的笑容而心情很糟。早上上班的路上，只要在客满的公交车上看到笑容灿烂的人，我们的心情就会很好。这样的人就是给其他人带来快乐的天使。

12. 会坐在公园板凳上喝咖啡或吃盒饭吗？

午餐时和同事一起去附近的公园看看吧！如果能在安静的一角找到长椅坐着，那天就是无比幸福的一天。蓝天和白云、晃动的树木、孩子们叽叽喳喳的声音、鸟鸣、风声、隐约传来的音乐、风拂过脸颊时凉爽的感觉、盒饭香喷喷的味道、与同事们愉快的对话……五感会被彻底满足。这顿午餐会是最棒的午餐，肠胃也会消化得很好。

这就是活着的乐趣。只是离开办公室书桌一会儿，就会为大脑带来新鲜的刺激。早上累积的疲劳和压力会一扫而空。

既然都来到外面了，那最好走个15分钟。对忙碌的上班族来说，来回走路30分钟是很好的运动。此外，晒到温暖的阳光也是一种天赐的祝福。

13. 与陌生人打过招呼吗？

这不是件容易的事。但如果做到了，说不定会有意料之外的幸运。只是我们的态度要稳重、真诚。

我们不常与陌生人交流，可能是因为我们从没这么做过也没有勇气，也可能是因为我们认为对不认识的人说话没意义。认识陌生人是非常困难的事，尤其是对于内向的人来说，但我们仍可以发现，生活中处处都有合适的时机。例如，当我们在候车时，如果只是静静地坐在那里，那么有时会觉得气氛尴尬。这时，轻轻地点头打个招呼，真诚地聊几句，凝固的气氛就变柔和了。

在很久以前的某天，我走进庆州一家位于半山腰的餐厅，并在木地板座位区坐了下来。对面的椅子上坐着一位非常美丽的女士，她独自一人在喝咖啡。我不自觉地对她说："您真美丽。您是从石窟庵下来的路上吗？还是正在上去？"那位女士开心地笑着回答："我可以下来，也可以上去。"那位女士带着一位日本客人，我与她们一起度过了愉快的同游时光。要是只有我自己一个人，说不定会因为各种杂念而头痛。像这样简单的一句赞美，说不定会有幸运发生。

14. 全心感受过四季的风情吗？

我小时候常常会想，要是没有炎热的夏天和寒冷的冬天就好了。但上了年纪后，我渐渐喜欢上了这个国家的四季分明。偶尔有人会问我喜欢哪个季节，对我来说，这已经是一个很难回答的问题。

春天的百花、夏天的绿荫、秋天的枫叶、冬天挺拔的树木，没有哪个季节不令我怦然心动。虽然有时也因为暑气而烦躁，但换个角度想"夏天很热的话，秋天才会结出丰硕的果实"，烦躁就会消退不少。冬天必须寒冷，害虫才会死掉，市场也才能正常运作。冬天要冷，暖炉、电热毯和厚外套才会热卖。这么一想，就能尽情地陶醉在四季更替中了。

15. 为了看夕阳而去过山上或海边吗？

市中心也有夕阳，只是被撕碎于大厦之间。但我仍然会想，世上有哪种自然景象能像晚霞一样华丽又庄严？每次度过了疲惫的一天，只要站在晚霞前面，所有的烦忧都会一扫而空，就连内心深处都会变得明亮。

观赏夕阳还是要在一望无际的海边，或是在遥远的原野或低矮的山上，才会觉得壮观。

16. 和很久不见的人拥抱过吗？

如今时代变了，年轻人之间正流行自由拥抱。尽管如此，对我们来说，拥抱仍让人不太习惯。会不会是因为受到儒家文化影响呢？因为自古以来的男女有别、长幼有序、男女7岁不同席等教义，让韩国人变得忌讳拥抱，甚至有人握手的时候只伸出指尖。

从精神医学角度看，如果不是让人反感的异性，那么轻轻地拥抱对方，就能带给人亲切感和亲密感。

如果拥抱文化更普及，那么我们干涸的感性是不是会复苏呢？什么话都不用说，仅仅是给对方一个温暖的拥抱，就能充分地传达出爱着对方、珍惜对方的心意，对方也一定会获得感动。这就是拥抱的力量。

17. 一边踏着落叶，一边陷入沉思过吗？

看到落叶被风拂过而一片片落下，任谁都会像哲学家一般陷入沉思。我们可能会觉得人生无常，感叹时光易逝，由此切身感受到世间万物皆有盛衰，宇宙运转永不可逆。

在深山的山谷中，月亮太过明亮。因此，我踩着小径上的落叶往前走，耳中听得到落叶被踩过的声音，整个宇宙似乎陷入了极度的寂静。我小心翼翼地踏出脚步，生怕吵醒入睡的森林、熟睡的野兽。好不容易走出小径，一个小湖出现在我的眼前。有树叶落在湖面上激起涟漪，仿佛写下一首美丽的诗。怎么会有如此美丽和谐的画面呢？

秋天是踏上旅途的季节，是内心某处似乎感到空虚、孤寂的季节，但眼前和谐的画面，却是一剂心灵抚慰剂，洗净了灵魂。

18. 故意在陌生的地铁站下过车吗？

哇，原来还有这种地方啊！我们会误以为自己到了世外桃源，一切都很新鲜、很神奇，内心有点激动。这种体验会为重复的、枯燥的生活带来些许刺激，大脑自然而然也会变得兴奋，并且会伴随些许的不安和紧张。对我们来说，这是种崭新的体验。

这也是人生中小小的乐趣。在陌生的巷子里四处晃晃吧，或者走进一家咖啡厅，在窗边坐下。让我们一边深呼吸，一边享受微微的兴奋感。这里是哪里？纽约也好，巴黎也罢，旅行是为了接触新的事物。想到我们靠这次旅行，就从枯燥乏味的日常中得到了解放，心情就会开朗起来。

19. 故意走其他的路上下班过吗？

如果一直使用相同的回路，那么大脑就会变得很容易疲劳。搭一样的车，走同一条路，会让人觉得安心，也不用浪费能量找新的路线。人类会产生习惯就是这个原因。这在精神与经济层面上，都是非常省心的模式。

问题是，大脑并没有那么简单。虽然养成习惯后很方便，但反复做同一件事情，就会让人感到厌烦。

必须要有变化才行。

有些人会因为小小的变化而不安、害怕，所以接纳变化需要一点勇气。很多强迫症患者，甚至会在酷热的盛夏一如既往地穿西装、打领带，因为害怕出错而坚持墨守成规。

反复的日常会使大脑变得疲倦，针对这种问题的处方就是"小小的变化"。上下班时走不一样的路，或换个时间走同一条路，一切就会变得截然不同。

20. 有陶醉在大自然中浑然忘我的经验吗？

看到"浑然忘我"这个词，很多人可能会想象某种壮观的景色。但实际上，一花一草皆是自然。以前的书生会在下雨的时候，陶醉于从屋檐上滴落的雨水的声音。最近也有越来越多人懂得去品味大自然的妙趣。风声、鸟鸣、湍急的水流声……大自然的声音不管何时都那么令人陶醉。

虽然大自然的声音不是音乐，没有固定的节奏，但在不规律中蕴藏着规律。人类听着大自然的声音会觉得舒服和被治愈。这时，我们大脑中会产生能使人舒服的 α 波，疲劳也会跟着消退。所以，大自然就是治愈剂。

21. 精心打扮过吗？

"人靠衣装，佛靠金装。"面对穿戴整齐的人，人们的态度也会改变，这是不可否认的现实。因为我们面对人的时候，会不可避免地先看对方的外表。

如果是内在非常充实的人，则根本就不会花心思在外貌上。但大部分人只要穿上好的衣服出门，就会不自觉地变得意气风发，自我认可度更高。

如果经济许可，那么人生中至少要精心打扮一次。即使从头到脚打扮有困难，也可以戴上增加亮点的围巾、丝巾等。如果某天心情抑郁，那就试着打扮看看吧！

22. 送过别人充满农家风情的礼物吗？

如果去乡下市集，那么你可能会发现新鲜的水果和拌菜非常诱人。四处逛逛的时候，你的脑海里可能会浮现某个人。那个人可能是父母或家人，也有可能是朋友。

这时，我们就直接把东西放入篮子，原原本本地寄给那个人吧。然后记得留言："我去了一趟乡下市集，发现那里已经在卖好吃的香瓜了。因为想到你，所以买一篮寄给你。"只要想象对方收到礼物时的表情，我们就会像自己收到礼物一样心满意足。这就是由付出引起的感恩与感动。

装着乡村礼物的篮子里，也装满了暖暖的人情。这跟寄出一张商品券是完全不同的。对方收到诚意满满的小纸条后，也会因为感动而更加幸福。这是没有任何事物能取代的宝贵体验。

有许多实证报告指出，为了别人的幸福、成功、喜悦祈祷，具有神奇的效力。只要我们发自真心，那个人身上就真的会有好事发生。

23. 买过花吗？

我之前去俄罗斯旅行，看到机场里有非常多花店。从飞机上下来的人们，就像是约好了似的跑进花店，然后每个人都抱着一大束花走出来。

买花人的笑容和心灵，都与花一样美丽。虽然他们看起来不一定富裕，但买花时的表情却都幸福无比。

当内心无法平静的时候，就静静地坐在花田里看看花吧，你会觉得内心变得像花一样美丽。这世上不会有人在花朵前面咬牙切齿。

今天下班后，在回家的路上买束花吧。想到能在孩子们的书桌上放几朵漂亮的花，我们就会感到心满意足，如果是给心爱的人就更好了。

24. 去过山上或森林里吗？

热爱大自然是人类的本能。只要沉浸在山、森林、平原中，我们的内心就会自动变得舒服。这是从原始人打猎时期所流传下来的习性。

如果周末去爬山，那么你很可能就会看到宛如行军般排成一列的队伍。由于韩国人特有的急性子，他们可能会被后面上来的人搞得无法好好喘口气。好不容易爬到了山顶，只是喊几声"呀呼！"，拍几张照片后就匆匆下山。这称得上是真正的爬山吗？

爬山是一种冥想，过去的人将爬山称为"入山"。走进山里，我们的内心会变得平静无比，这就是疗愈。这时候，幸福激素血清素会喷涌而出。如果想要安静地一边沉思一边爬山，那么我建议各位去人少的、安静的山。

25. 有过历史遗迹之旅或文化之旅吗？

我曾与民俗学会会员一起去探访历史遗迹。我们一般只去游客很少、但能和住在那里的学者们彻夜谈论各种问题的地方。

特别是那些其他人文科学学会都没听说过的生动故事，能极大拓宽一个人的知识边界。在那之后，我也参加了汉阳大学李熙秀教授主导的世界文化之旅。

站在遗迹所在之处，仿佛能感受到在遥远的过去，曾路过此处的祖先的气息。我又会想：在遥远的未来，来到这里的子孙们应该也会感受到我的气息吧。沉浸在各种思绪里，我就会深深体会到一点，那就是要好好地去度过短暂的一生。一趟历史遗迹之旅或文化之旅将会给我一个认真反省此刻的自己的契机。

26. 读过或听过与职业无关的书或演讲吗？

由于我主修社会精神医学，我必须要学习各个领域的知识。为此，我四处奔波，看了许多教育节目、纪录片。其中影响我最深的东西仍然是书。

虽然最近有电子书出版，但易读性还是比不上纸书。书必须要仔细地读，才能让人思考，才能让人创造新的东西。我在每本书上都画满了线，写满了各种笔记，它们都像抹布一样破烂。因为我读书的时候会和作者对话，向他们提问，并得到解答。我不常去图书馆，因为毕竟不能在借来的书上画线、涂鸦。

各位现在读的这本书，是我写的第89本书。社会精神医学涉及的范围本来就很广，而且我只要读书就会产生"比起自己一个人知道，我想与许多人分享这些知识"的冲动。所以不写就会不痛快。

读书是我们能接触到高级知识的最简单方法，书里有指引我们的路，会使创造力在我们心中萌芽。

27. 不自觉地大喊过"我的人生好精彩！"吗？

这句话里蕴藏着对人生的高度礼赞。喊出这句话的瞬间，大脑会切换成正向模式，血清素和多巴胺会满溢。有时候，我们会在工作时抬头凝望窗外美丽的天空。这时大脑中会闪过"啊，活着真美好！"这样的念头。

上了年纪后，我每天早上醒来都会觉得："啊，活着真好！"因为预感今天也会是精彩的一天，所以不自觉地怦然心动。许久未见的好友打电话问我的近况，同事出乎意料送了我一个小礼物，搭上公交车时刚好有个空着的座位……这些都能让我感慨活着的美好。

虽然都是些微不足道的事，但对歌颂人生的人来说，这些事却举足轻重。

精彩的人生不代表事事平顺、万事如意。人只要活着，就会有想哭、失败、抑郁的时候。关键是什么支撑着我们不断前行。

28. 屏息听过虫鸣声吗？

在秋天的夜晚走在乡下道路上，虫儿们的合唱将会滋润我们干涸的灵魂，再没有比这更完美的交响乐了。明明就没有指挥家，却达到了完美的和谐。高音、低音，长音、短音一同演奏出来，充斥在天地之间。

你知道吗？人类的脚步声会让虫鸣停下。发现合唱消失的瞬间，我非常惊讶地停下了脚步。静静地等待了片刻，优美的合唱才接着唱了下去。这可能是位严谨又敏感的指挥吧。

大自然的演奏结束后不会有掌声。我们要打开五感，至少在心中为大自然的演奏，比如鸟儿们的合唱、溪水流动的声音、风声等献上热烈的掌声。

29. 故意淋着雨走在路上过吗？

这不是专属于年轻人的浪漫。不管年纪多大，总会有一次被雨水淋得湿透的冲动。湿透的顶多是一件夏季衣服，落在脸颊的雨声却宛如宇宙的信息，神秘无比。

上一次淋着雨走在路上是什么时候呢？记忆似乎太过遥远，年轻时的热情再次苏醒。一滴一滴落在头上的雨水似乎是在唤醒我们沉重的脑袋。那是在枯燥乏味的日常中，许久没有感受过的新鲜感和清凉感。

30. 因为感动而流过泪吗？

感动的泪水本身就是非常棒的疗愈剂。日本东邦大学的有田秀穗教授称之为"感泪疗法"，并肯定了其对脑疲劳的效果。

淡淡的感动会为我们带来活着的乐趣，而满溢的感动可能会改变人的一生。它会给彷徨的年轻人强烈的契机，让他们决定自己要走的路。

31. 走在田野上过吗？

秋天在稻穗成熟的田野上走走看吧。各位会陶醉于遍地的成熟农作物散发的香气。嘴里塞满准备好的食物，眺望远方丰收的田野，心情是无可比拟的。

我也喜欢冬天空荡荡的田野。立起大衣衣领，迎着冬风前进的心情非常特别。那是只有冬天的田野才能带给我们的潇洒感。稍微停下脚步，我们仿佛能听到大地正在为明年春天做准备的心跳声，田野正默默地抱着无数个嫩芽。走过田野，抵达乡村后，在那里的咖啡厅喝的咖啡会令人倍感亲切。

32. 赤脚走过路吗？

我们和大自然离得太远了。我们遮住太阳、挡住风，又用厚厚的鞋子隔离大地。这种远离了大自然的生活是无法让我们维持健康的。

大地的地磁频率是8，我们的大脑在舒服状态下也会产生频率为8的 α 波。大概是出于这个原因，如果坐在地上，我们就会感觉自己好像被妈妈抱在怀里。这在脑科学里被称为"边缘共振"。

试试赤脚踩在大地上吧。大地甚至宇宙已经和我们融为一体。大地能在转瞬之间把划破天际的闪电中和掉，更何况是渺小人类的苦恼呢？

踩在土地上走路，意味着与生命的气息同在。

33. 去过回忆中的某个地方吗？

即便岁月流逝，我们心中某个角落都会依稀保存着某个地方：可能是遇到初恋的学校操场，可能是与心爱的人初吻的深夜街道，可能是含泪分离的车站，也可能是小时候打滚玩耍的山坡。

岁月是令人感谢的存在。它会把遗憾、痛苦的过去都升华成美丽的回忆。在脑科学里，记忆总是会被重组、编辑成对我们有利的样子。除非是想要自杀的厌世主义者，大部分人的大脑都倾向于把记忆整理成正向的。

当现实令我们痛苦、疲惫时，去那个地方看看吧。记忆会鲜明地浮现在脑海里，为枯燥乏味的生活增添活力。惋惜和痛楚中都会带着淡淡的微笑，那也是岁月赐给我们的祝福。

34. 在营火前通宵过吗?

全世界都变得一片黑暗,山中野兽们都已沉沉入睡,营火也只是在呼吸而已。围坐着的人们的脸都被照得通红,老教授的话渐渐变得越来越有深度。大概因为快要凌晨了吧,起风了。虽然彻夜未眠,却不会累。在短短的时间里,我们似乎变得很近。我们分享了许多,变得更了解彼此了,所有人似乎都成了哲学家。这是送给在营火前共度夜晚的人们的礼物。

35. 有过说走就走的旅行吗?

要忙碌的现代人突然去国外进行一场漫长的旅行,几乎是不可能的事。正因为这样,试着进行一趟这样的旅行,就能成为漫长人生中的一段美丽插曲。

如果条件真的不允许,那么我们可以在周末去较近的地方短暂旅行。日常生活中的任何小变化,都是会刺激大脑的清凉剂。在陌生的道路上,夕阳正渐渐西下,但我们却无处可去。自己将会在哪过夜呢?些许的不安和激动在心中发芽。这正是大脑非常喜欢的情况。

就算各位不是冒险家也没关系,光是想象自己在夕阳西下的陌生街道上徘徊，我们都会觉得很愉快。哼着平时喜欢的歌，将使情调变得更浓。

36. 和花与树木对话过吗？

你知道花能听懂人话吗？

如果对着花说"好丑""好脏"，那么花会谢得很快，但"好漂亮""谢谢"这些赞美会让花开得很久。各位有机会不妨试一试。

也试着和树木对话吧。静静地抱着树，倾听树的声音。树木会从土地深处吸收水分，供应那高高的树枝、一片片的叶子，这就是树木的脉搏。还可以问问树木的年龄，或试着自我介绍，树木也有许多想知道的事情。

接着，我们还可以向树木道谢。树会开花、结果，会招风、提供凉爽的树荫。树叶凋落后会与泥土一起变成肥料，让树明年春天也能萌芽。这些都是令我们感激的事。

37. 在山坡上吹过风吗？

虽然和暖的春风、凉爽的秋风都很好，但都比不上五月的初夏暖风。光是想象自己敞开胸膛迎接五月清香的暖风，就会感觉怦然心动。我们仿佛能听到深受城市污染的细胞们大喊着："啊，好凉爽！"这时，被封闭的五感也会很自然地打开。站在吹着暖风的山坡上任衬衫随风飘扬，就像变成了电影主角一样，我们将陶醉于浪漫中。

38. 在果园里或瓜棚下吃过水果吗？

某天，一个到乡下游玩回来的人抱怨了一番："乡下的西瓜竟然会更贵……比首尔的西瓜难吃，喊的价又贵得不像话。"

我稍微挖苦道："首尔哪有西瓜呢？我在首尔可没见过瓜田……全国的农产品都聚集到首尔，价格当然会比较便宜，味道也会比较好，还是别拿它和乡下的西瓜比较吧。"

在乡下瓜棚下吃的西瓜不应该用价格来评论其价值。我们尝的不是味道，而是感受。首尔方方正正的公寓和办公室永远不会有瓜棚下的风情。

那是多么自然的体验啊。有必要给它定价吗？没有跟辛苦耕作的农夫道谢就算了，还对收获的价值斤斤计较，真的是很不应该。这不是都市人该有的礼貌。

39. 毫无计划地搭过乡村公交车吗？

先不要决定目的地，直接到车站搭公交车吧。车子一会儿就会离开市区，开到清闲的乡下。我们的视野会变得辽阔，鼻腔里灌满了干净的空气。

在哪里下车会比较好呢？想到这些就会很兴奋。如果遇到了感觉很好的地方就下车吧。当周围的一切都变得陌生，心中会出现些许兴奋和激动的感觉。

和坐在路边摆摊的老奶奶买些水果，顺便问附近有什么旅游胜地吧。你会觉得出来这一趟真是太好了。反思被日程表追着跑的生活，自己到底为什么要活得这么忙碌呢？有时候，我们需要毫无计划地脱离日常，花一点时间，想一想自己在人生道路上冲刺的目的地。

40. 在月光下散过步吗？

我们在发展工业社会方面太用力了，在不知不觉间已遗忘了浪漫的诗句和歌曲。如今，我们都罹患了大自然缺失症。离大自然越远，就越容易陷入不幸，甚至失去健康。我在深山里建立仙村的目的，就是想把遗失的大自然还给都市人。

在仙村，只要到了农历初五，就会关掉所有的电灯，只靠月光度过时间。当月亮升起，大家就会一起上山。那些被遗忘的自然景象会让我们欣喜无比，看着月亮，大脑不知不觉间也会感到很舒服。我们会想到妈妈，也会想到已分手的恋人、以前的伙伴、童年的时光。原来这就是幸福啊！或许我们可以称其为"把遗失的月亮放回都市人心中的活动"。

▎大脑喜欢的7件事

到目前为止，我已经为各位介绍了40种通过感性之旅提高感性指数、减缓脑疲劳的方法。最后，让我们简单整理本书所广泛讨论的内容吧。

1. 大脑喜欢新的事物

如果反复使用一样的回路，那么大脑就会感到倦怠、容易变得疲劳。大脑一直都喜欢新奇的事物，让我们通过变化，适度地刺激大脑吧。

2. 大脑喜欢冒险

大脑喜欢轻度的刺激和冒险。比起太过静态的状态，大脑比较喜欢伴随着些许刺激的冒险。这时，大脑会因为好奇心而变得活跃，这种刺激会使大脑充满干劲。

3. 大脑喜欢进步和成长

大脑喜欢不停地进步和成长。这点不仅是人类与动物的差别，也是促使人类发展的本能动力。

4. 大脑喜欢时间限制

如果被时间追着跑，就会有压力累积。但是，大脑反而喜欢时间限制带来的适度压力。只要想想默认网络，我们就能理解这个道理。"临时抱佛脚"效率高正是这个原因。

5. 大脑喜欢知性和快感

大脑喜欢学习、练习新的知识或技能。大脑喜欢适度的知性刺激与快感胜过一切。这也是保持年轻和健康的秘诀。

6. 大脑喜欢享受适度的压力

"好压力"就是代表例子。大脑会在受到适度的刺激和休息，使紧张周期和放松周期达到平衡状态时运作得最活跃，并维持健康的状态。从某种层面来说，大脑会将适度的压力视为人生的调味料。

7. 大脑喜欢朝着远大的理想前进

当我们朝着远大的理想努力时，大脑也会朝着相同的方向努力。在达成目标之前，大脑都不会变老、不会生病，也不会死亡。无论是何种难关，大脑都会克服它。

像古代的书生一样生活吧

血清素是人在本能欲望被满足时会分泌的激素。因此血清素会使我们心情变好，给我们幸福感。

想象一下肚子饿的情况。我们会处于血糖下降、体内失衡的危险之中，而位于脑部的下丘脑会因此陷入紧急状况。如果这时候吃东西，那么我们就会变得很幸福，内稳态就会恢复，身体就会回到原本舒适、舒服的状态。在大脑中扮演调整角色的50多种神经递质中，血清素是最重要的激素。

血清素会帮助大脑保持平衡，避免大脑有极端倾向。它会调整我们的大脑，抑制我们的攻击性和深不见底的贪婪之心，阻止我们陷入过度的欢喜或罹患抑郁症。它会调整抗重力肌，使我们保持端正的姿势，做出充满朝气的表情，因此它又被称为"美人激素"。

血清素的机能就像书生精神一样，稳重、稳定、安宁，不会为周围的刺激而轻易动摇，也不会陷入诱惑。

在这个充满竞争和私欲的时代，如果能用血清素心态生活的话，那么生活就会变得舒适许多。疲劳会得到缓解，越来越空虚的心会变得充满幸福感和满足感。

1. 知足

我们在前面提过无底洞一般的私念，也就是多巴胺引发的贪念。这个时代所导致的各种不幸，主要原因就是永无止境的贪念。

如今，很多人只忙着追求外部的成功。但冷静想想吧，这是个飞驰向前的时代，我们根本看不到顶峰或尽头，一切都是未知数。因此，没有为我们画好的既定道路，我们也不知道何时会被时代落下。

这个过程不容小觑。我们必须要沉着地思考，动员所有知识开拓出新的路。

为此，我们必须要正确判断并承认自己所处的位置，要懂得抛下不切实际的贪念，不要只想着去追逐遥不可及的东西。总之，必须要有知足的智慧。

知足，就是满足于自己所拥有的东西，并为此感到幸福。只有停止追求看不到尽头的外部成功，才有办法在内部精神上变得成熟。这样我们的大脑才会变得安定。

2. 清贫

重要的不是能赚多少钱，而是用什么方法赚钱。"虽贫穷但安于清贫"是书生精神的重点，这蕴含着安贫乐道的处世哲学。

或许年轻人会觉得这些话很可笑。现代社会流行很多成功秘诀："靠适度的马屁和妥协才能过好日子。谁想活得跟乞丐一样呢？""在钱面前不需要计较自尊心、面子这些东西。"这是一种只要达到目的就行的人生态度。我们不能为达目的不择手段、蛮不讲理、偷奸耍滑。

想要赚大钱过好日子是可以理解的，但赚钱的手段要干净。有句话说得好："尽你所能赚钱，尽你所能节俭，尽你所能施舍。"我们还要再加上"要赚得坦荡"这个条件。如今，很多人并没有在意赚钱的手段，大家只顾着赚更多钱，累积更多财富。到这一步，我们都成功了。但在实践下一步"多付出"时，人们却很吝啬。这是因为在这个时代，竞争害我们变得冷酷无情了。

赚钱时手段要干净，花钱时要为了人类社会打开自己的钱包。这是多么有意义的事啊！能够做到这一步时，我们才会真正受人尊敬。

3. 名誉

曾获得巨大成功、爬上了高位、集万众羡慕于一身的某人站到了检察厅前。闪光灯不停地闪烁，在记者一连串的提问下，他只是留下了一句"我会如实回答"便走进了检察厅。看着那个人消失的背影，我们不禁会陷入沉思。

"这个人到底是为了什么而活？"

为了爬上高位，他肯定吃了不少苦、熬了无数个夜。好不容易通过那些困难的考试，担任了要职，不是应该为了国家、社会贡献自己的能力吗？但他竟然被铐上手铐带进了检察厅，这不得不令人叹息。做了苟且的事之后，想必他总是提心吊胆，担心事情会败露，光是一通电话就能让他惊恐万分。因为没能战胜金钱的诱惑，他才会走到这个地步。只为了金钱，就弃名誉如敝屣。用这样的心态站上高位的人，又怎么会恪尽职守呢？是什么使他从公职人员变成了阶下囚？到头来，问题还是出在最根本的价值观上。

名誉并非专属于位居高位者，那是我们所有人都要守护的重要价值。一个人只有捍卫自己的名字、地位、信仰，才能获得社会普遍的认可。

4. 体贴

韩国有句话说："南山谷的书生家里哪来的辣牛肉汤？"意思是就算今晚没饭吃，但只要有客人来，南山谷的书生也会要妻子端出辣牛肉汤。

这真的很荒唐，对吧？就算穷困也不会表现出来，就连喝白开水都要保持品格，这就是书生的生活。

这真的是装腔作势和虚荣吗？就算自己稍微吃点亏，对别人也要大方，这恰是遵守传统美德的表现。

韩国有一个富豪家族的家训是这样的：

① 可走上仕途，但不要做到进士以上；

② 财产不要累积万石以上；

③ 要款待过客；

④ 不要在荒年的时候买别人的田地；

⑤ 媳妇嫁进来后，3年内都要穿棉布衣；

⑥ 不要让四方百里内有人饿死。

这个家族对穷困的邻里毫不吝啬地付出，却教诲家人们要过得节制、简朴，他们将"地位越高，责任越大"这句话发挥到了极致。就是这种精神，使这个家族得以传到第9代，还维持着富翁的地位。

时代发展到今日，人与人之间的关系更淡了，大家很少关心邻居，不管什么事都优先考虑自己。有时候，一件事如果有利于公共利益，即使我们吃一点亏，也应该要爽快地让步。因为薄弱的公共意识常常会导致悲剧发生。

第四次工业革命时代就在眼前，人类正站在交叉路口。有一部分人将会迅速适应新的变化而大获成功，但大部分人一定会因为快速变化的世界而彷徨、煎熬。一定会有许多人为了适应变化承受压力，也会有人失业后为了找到新工作而费尽心力。

变化是不平衡的状态，而大脑在不平衡的状态下会变得疲劳。第四次工业革命是我们从未经历过的快速变化，我们不得不担心大脑会超过负荷。因此，每个人都需要在内心树立屹立不倒的书生精神。

价值观会保护大脑

许多人都会一脸好奇地问我："博士，您好像比年轻人更忙于工作，怎么连感冒都没得过呢？"

我也会思考这个问题。我的体质并不是与生俱来就很健康，那到底是什么引领我走到这把年纪的呢？

我想是因为价值观和目标。"坦荡正确的价值观会保护我们的健康和大脑。"

价值观错误的人很容易犯下错误。一旦做了偷鸡摸狗的事，随便一通电话都会使人惊恐不已。如果有人敲门，犯了错的人就会心跳加速。屈服于不正当利益的人，一想到要付出的代价，就会变得无法入睡。

这时大脑已经超出疲劳的范畴了，大脑会觉得生不如死。由于交感神经陷入极度紧张的状态，这个人会变得无法好好地过日常生活。韩国有句俗话："犯下罪过之人不可能睡得安稳。"这句话一点儿也没有错。大脑已经受到了重创，怎么可能睡得着觉呢？

总之，我们抱持的价值观不仅会影响脑疲劳程度，还会影响健康。

▎为什么我到了85岁，还能像40岁的人一样工作

为什么我到了85岁，还能像40岁的人一样工作？

各位是否觉得这个社会需要我们？

可能有人会说，光是在这世态炎凉的世界，活出属于自己的人生就已经筋疲力尽了，哪有空闲担心社会？

但这种远大的梦想，是人生中最重要、最有意义的东西。"我们做的这件小事有助于社会"这种意识会提高我们的自尊，使我们的人生变得珍贵，并发光发亮。

我并不是要各位去做什么了不起的事。就算是小事、琐碎的事，只要对这个社会有一点帮助，就都去做做看

吧！我们可以当义工，帮助贫困的邻居，也可以贡献我们的才能、才艺。不管做什么事，只要想着我们正在为社会做贡献，人生就会变得充实、有意义。

相反，"这个社会不再需要我了"这种想法，不仅会影响健康，还可能会摧毁一个人。看看那些关于杀人犯的采访报导，他们都认为这个社会再也不需要自己，认为自己是没用的存在。正是怀着这样悲惨的想法，他们才会干出正常人不可能做得出来的残忍之事。

在几十年前，我收到了现役、预备役、民防卫义务全都取消了的通知。大部分的男性都会大声欢呼，而当时的我却感到非常空虚，觉得国家再也不需要我了，所以心情异常沉重。

现在，我觉得自己决定当医生是个正确的选择。因为医生这个职业，只要有体力和意志力就能一直做下去。就算不继续做医生了，也能为国民的健康做许多事。

多年来，为了普及能预防疾病的自然疗愈法，我竭尽所能做了很多事。我不但持续在做关于自然医学的研究，也努力在学习饮食、运动、生活作息、习惯改善等相关领域的学问。为了让更多人知道这些方法，我建立了仙村，并运营着自己的研究机构，即血清素文化院。

我撰写著作，向大众演讲，以专家为对象举办研讨会，并为了引领政府机关的医疗政策而提供咨询等。现在的生活甚至比我做医生时还要忙碌。

大约在50岁的时候，我下定决心用一生的时间，去普及疗愈现代人的自然疗愈法。从那天开始到现在，我一次都没有感冒过。若去看我挤得满满的行程，这几乎可以说是奇迹。

但如果从科学的角度来看，这其实不是什么值得惊讶的事。最近有遗传学研究报告指出，如果为了奉献社会，给自己设立远大的理想，并坚持实践，那么我们的身心就会往相同的方向前进。在达到目标之前，我们不会老，不会生病，也不会死亡。不管遇到什么样的压力、痛苦或令人疲惫的事，我们都会发挥出轻松克服那些难关的超能力。

让我们努力秉持正确的价值观吧，让我们怀抱造福社会的远大梦想吧。这么一来，大脑也会为了我们加油，并将血清素和催产素作为礼物送给疲惫不堪的各位。

后　记

未来是大脑的时代

感谢各位读者将本书读到这里。

相信各位现在已经了解，脑疲劳与我们通常说的疲劳是不一样的。这两者在机制上就全然不同，解决方案也不一样。

最近，韩国健康主管部门指出，肚子出现游泳圈的代谢综合征是万病的根源，于是政府开始做出应对并推出了各种方案。各个地方的团体也投入该问题的预防及治疗中。然而，"脑疲劳是问题的根源"这个事实还未广为人知。幸好医学界已经开始对脑疲劳提高警惕，也创立了相关学会，正多方付出努力。此外，最近有越来越多关于疗愈的机构开始出现在没有被污染的森林里。因此，如果条件允许，就让我们抱着喜悦的心情，探访这些新设立的机

227

构吧。

作为保护健康的预防方案，很多发达国家已经在积极建议患者在森林中休息。这意味着医疗界目前也正从治疗的时代迈入预防的时代。我想再次强调预防的第一个阶段，就是建立与脑疲劳相关的对策，并就此为本书画上句点。

未来是大脑的时代。第四次工业革命始于大脑，我们的大脑注定会面临新的挑战与压力，而科学性的疗愈与大脑的休息将会是最重要的课题。

由于我试着将本书写得浅显易懂，因此部分内容可能读起来有点杂乱，也未能对某些内容作进一步阐释。再次感谢各位读者耐心地将本书读完。最后，我要向费尽心力整理、编辑原稿，并让本书得以顺利出版的维塔书店的编辑们表示深深的谢意。